ASSOCIATION DES DAMES FRANÇAISES

SOCIÉTÉ DE SECOURS AUX MILITAIRES

MALADES OU BLESSÉS

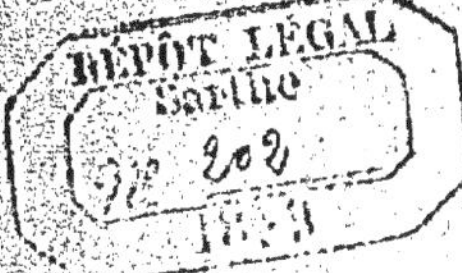

Reconnue d'Utilité publique

CONFÉRENCES MÉDICALES

PAR MM.

Dr LEBAIL

Dr HAMON DU FOUGERAY

Dr ANGELO BOLOGNESI

Dr HERVÉ

LE MANS 1888-1889

LE MANS

IMPRIMERIE E. LEBRAULT, 4, RUE AUVRAY

1889

ASSOCIATION DES DAMES FRANÇAISES

SOCIÉTÉ DE SECOURS AUX MILITAIRES

MALADES OU BLESSÉS

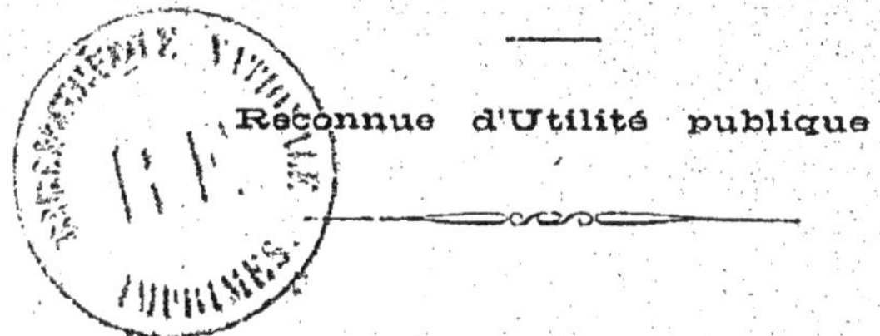

Reconnue d'Utilité publique

CONFÉRENCES MÉDICALES

PAR MM.

Dr LEBAIL

Dr HAMON DU FOUGERAY

Dr ANGELO BOLOGNESI

Dr HERVÉ

LE MANS 1888-1889

LE MANS

IMPRIMERIE E. LEBRAULT, 4, RUE AUVRAY

1889

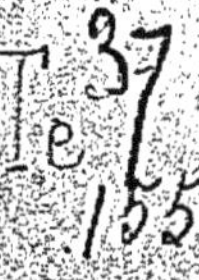

CONFÉRENCES

FAITES

Par le Docteur A. LEBAIL

SÉRIE DES CONFÉRENCES 1888

PREMIERS SOINS A DONNER AUX BLESSÉS

Les soins à donner aux blessés sont de deux ordres :

Ceux qui conviennent indistinctement à tous les cas (installation de l'ambulance, aménagements de la chambre des malades ou des blessés, chauffage, ventilation, — régime alimentaire, etc.); ils ressortissent surtout à l'hygiène et seront enseignés dans d'autres conférences ;

Ceux qui répondent à des indications spéciales, à des cas particuliers; ils varient avec la nature même de l'accident. Pour secourir utilement un blessé, la première condition est de savoir reconnaître la lésion dont il est atteint; et, afin de mettre quelque peu d'ordre dans cette étude, la méthode la plus sûre consistera à reprendre la division classique, en suivant la récente et très remarquable description donnée par M. Paul Reclus :

1° Blessures par instruments tranchants;

2° Blessures par instruments piquants;

3° Blessures par instruments contondants, — comprenant les contusions et les plaies contuses;

4° Blessures par armes à feu.

Ainsi divisée, la vaste question des blessures permettra de mettre mieux en relief les symptômes principaux qui reviennent en propre à chaque genre d'accidents et d'indiquer, chemin faisant, le mode de traitement qui convient à chacun d'eux. Comme étude complémentaire, suivront quelques considérations plus succinctes sur les plaies empoisonnées, — les plaies par morsures et par arrachement, — pour terminer, en dernier lieu, par la description des accidents causés par la chaleur ou par le froid : brûlures, — insolation, — froidures.

I. — BLESSURES PAR INSTRUMENTS TRANCHANTS

Les blessures par instruments tranchants, — superficielles ou profondes, — donnent lieu à trois phénomènes immédiats : la douleur, — l'écartement des lèvres de la plaie, — l'écoulement du sang; — de là dériveront naturellement les diverses indications du traitement :

La *douleur*, souvent très aiguë, — notamment dans les régions riches en nerfs, à la face, aux doigts, etc., — est habituellement de courte durée et trop passagère pour exiger une médication spéciale;

L'écartement des lèvres de la plaie, variable suivant la région lésée, avec l'étendue et la profondeur de la blessure, l'élasticité des tissus sectionnés, mérite la plus sérieuse attention : en thèse générale, tous les efforts doivent tendre au rapprochement des bords de la solution de continuité pour favoriser la cicatrisation immédiate, sans suppuration, et obtenir une réunion primitive que la chirurgie désigne sous le nom de réunion par première intention; et voici en pareil cas la conduite à tenir aussitôt après l'accident : procéder à un lavage minutieux de la plaie, qui sera soigneusement débarrassée des caillots de sang, de la terre, du sable ou autres corps étrangers qui pourraient encore la souiller; suspendre, s'il y a lieu, l'écoulement du sang par l'application d'une compresse ou d'une éponge imbibée d'un liquide à basse température (eau froide, eau alcoolisée, solution phéniquée, etc.); puis rapprocher les bords de la plaie et les juxtaposer assez exactement pour que les tissus de même nature arrivent en contact et se correspondent dans la mesure possible. — Pour les coupures superficielles et de petites dimensions, la réunion sera aisément maintenue et rendue permanente jusqu'à parfaite guérison, soit par la position donnée à la région et convenablement choisie pour mettre tous les tissus dans le relâchement le plus complet et pour prévenir les tiraillements des lèvres de la plaie; soit à l'aide des agglutinatifs, tels que : bandelettes de sparadrap de diachylon, de taffetas anglais ou français, de baudruche gommée, bandelettes de toile ou de tarlatane préalablement imprégnées de collodion élastique, etc. Les bandelettes agglutinatives, tenues de la main droite, sont appliquées bien tendues, sans plis, d'un bord à l'autre de la plaie, dont le rapprochement est maintenu avec quelques doigts de la main gauche jusqu'à ce que l'adhérence des bandelettes à la peau soit complètement assurée et irréprochable sur tout leur trajet; quant à leur nombre et à leur largeur, ils varieront nécessairement avec la longueur de la blessure; et pour les plaies étendues, il sera préférable d'assujettir d'abord la bandelette qui répond au milieu de la solution de continuité pour procéder ensuite à l'application de celles qui se trouveront les plus voisines des extrémités de la plaie. Dans quelques régions qui se distinguent par la finesse excessive de la peau, aux paupières par exemple, il sera souvent plus avantageux de se servir du petit instrument, fort ingénieux, connu sous le nom de *serre-fine* : en pressant avec deux doigts sur l'anneau inférieur de la serre-fine, les crochets s'écartent au degré nécessaire pour embrasser les bords de la plaie qu'ils rapprochent en vertu du ressort de l'instrument. — Dans les cas plus graves, où une blessure profonde et largement béante crée à la réunion immédiate des difficultés plus ou moins surmontables, tous ces moyens seraient absolument insuffisants, et leur emploi conduirait fatalement à un échec; ils ne peuvent plus prétendre qu'à une réunion incomplète, palliative et toute provisoire de la plaie, jusqu'au moment où le chirurgien lui-même leur substituera un procédé plus efficace : *la suture.* Enfin des circonstances exceptionnelles se présentent où la blessure, accompagnée d'une vaste perte de substance, anfractueuse, irrégulière, se prête malaisément à la réunion primitive, par première intention; où la plaie rapprochée se désunit prématurément; où la suppuration devient inévitable, et alors il ne reste plus qu'à s'attacher au choix judicieux d'un pansement qui favorise, à l'abri de toute complication, la promptitude et la régularité de la cicatrisation dans chaque cas particulier : cuirasse de diachylon, pansement de Lister, pansements à l'alcool, à l'iodoforme, à l'eau phéniquée, etc.

L'écoulement du sang, à la suite des plaies par instruments tranchants, souvent négligeable ou aisément réprimé, peut aussi devenir par son abondance une complication redoutable qui crée au chirurgien de sérieux embarras ou qui met de bonne heure en péril la vie du blessé, s'il n'est pas promptement et intelligemment secouru. L'hémorrhagie traumatique est dite primitive quand elle se produit en même temps que la blessure est faite; elle est appelée secondaire quand elle survient ou reparaît plus ou moins longtemps après l'accident. La source de l'hémorrhagie provient tantôt de l'ouverture d'une artère, tantôt de l'ouverture d'une veine, tantôt de l'ouverture de réseaux capillaires.

L'hémorrhagie *artérielle* se reconnaîtra, dans la majorité des cas, aux symptômes suivants : couleur rouge vif du sang; — écoulement saccadé du liquide sanguin, par jets isochrones à la systole cardiaque, c'est-à-dire à la contraction des ventricules du cœur et aux pulsations artérielles; — arrêt ou suspension de l'hémorrhagie par la compression exercée sur le vaisseau entre le cœur et la plaie. Retenez bien ce dernier signe, il est utile à connaître : comme le sang artériel marche de la racine du membre vers son extrémité, il est évident que la compression faite au-dessous de la plaie ne pourrait rien contre l'hémorrhagie, et qu'au contraire la compression pratiquée sur un point du vaisseau, au-dessus de la plaie, suspendra l'écoulement du sang.

L'hémorrhagie *veineuse* se distinguera par la couleur rouge noire du sang; — l'écoulement en nappe; — l'arrêt ou la suspension de l'écoulement sanguin sous l'influence de la compression exercée entre les capillaires et la plaie; — la reprise et l'accroissement de l'écoulement par la compression entre le cœur et la plaie. En effet, le sang veineux marchant à l'inverse du sang artériel, de l'extrémité du membre vers sa racine, il est manifeste que la compression de la veine au-dessous de la plaie mettra fin à l'hémorrhagie, qui serait au contraire favorisée par la compression du même vaisseau au-dessus de la plaie; et c'est ainsi que, dans la saignée, pour faciliter l'écoulement du sang veineux, il est de règle d'appliquer une ligature préalable sur le bras au-dessus du point où la veine sera ouverte par la lancette.

L'hémorrhagie *capillaire* se fera en nappe; elle sera le plus souvent peu abondante ou aisément coercible; le sang présentera une coloration intermédiaire entre le rouge vif du sang artériel et le rouge noir du sang veineux.

Artérielle, veineuse ou capillaire, l'hémorrhagie, pour peu qu'elle soit abondante, ne tarde pas à provoquer l'apparition de phénomènes généraux : sensation de faiblesse, tendance à la syncope, frissons, nausées ou vomissements, respiration courte et précipitée, pouls petit et misérable, abaissement de la température, sueur froide sur tout le corps, pâleur et décoloration de la peau, vertiges, tintements d'oreilles, etc.; — et finalement, à défaut de secours, la mort survient à bref délai, soit dans une attaque convulsive, soit dans le délire ou dans le coma, c'est-à-dire cet état de torpeur et de prostration dans lequel le blessé paraît insensible et inconscient.

Les accidents hémorrhagiques réclament une intervention prompte et résolue, qui ne sera efficace qu'à la condition d'être dirigée par une main sûre et calme, avec méthode et sans précipitation. Souvenez-vous constamment de cette recommandation, trop souvent méconnue par les débutants, par ceux qui ne sont pas encore rompus à la pratique des pansements, et qui s'émeuvent aisément à la vue d'une blessure et surtout d'une effusion de sang. En langage chirurgical, le traitement des hémorrhagies traumatiques, l'arrêt de l'écoulement sanguin, prend le nom d'*hémostase* ou d'*hémostasie*, et il comporte une variété infinie de méthodes et de procédés dont nous retiendrons seulement les plus usuels :

Contre les hémorrhagies capillaires et les hémorrhagies veineuses d'une intensité modérée, les moyens simples, vulgaires, suffiront ordinairement : applications d'eau froide et de glace, — ou inversement irrigations d'eau très chaude (à 50° ou 60°) qui sont parfois d'une efficacité supérieure à la réfrigération; — lavages avec des liquides astringents, tels que l'alcool, l'eau de Rabel (mélange au quart d'acide sulfurique et d'alcool), l'eau de Pagliari (décoction de benjoin et d'alun), etc. Jadis les anciens chirurgiens ont aussi préconisé l'usage des absorbants et des styptiques (charpie, toile d'araignée, poil de lièvre, — poudres d'alun, de tannin, de benjoin, de colophane, etc.), — pauvres ressources, en réalité, qui ont le tort d'être inutiles dans les cas légers, notoirement insuffisantes dans les cas graves, et qui ne doivent plus être tolérées qu'à titre d'exception rare. Vous comprendrez dans la même proscription le perchlorure de fer liquide dont l'emploi est encore trop répandu de nos jours et véritablement abusif. Sans doute, la solution normale de perchlorure de fer à 30°, versée sur une blessure récente, provoquera rapidement la coagulation du sang et suspendra l'hémorrhagie; mais, en même temps, il ne faut pas oublier qu'elle exercera une action irritante, sinon caustique, sur la plaie, et qu'elle aura l'immense inconvénient d'entraver ou de compromettre la réunion immédiate par première intention; il suffit d'avoir vu quelques-unes de ces plaies, entr'autres celles du cuir chevelu, traitées par le perchlorure de fer à larges doses, recouvertes d'une couche épaisse de sang noir coagulé, d'aspect hideux et repoussant; il suffit d'avoir perdu une heure à les déterger péniblement avant de parvenir à reconnaître leur situation, leur forme, leurs dimensions, pour se sentir autorisé à condamner impitoyablement la méthode. N'allons pourtant pas jusqu'à réclamer que la solution officinale de perchlorure de fer disparaisse totalement des sacs d'ambulance et des boîtes de secours, parce qu'elle peut encore, à l'occasion, rendre d'incontestables services entre des mains expérimentées; mais demandons instamment qu'elle ne soit plus employée qu'avec la plus discrète réserve, qu'elle soit appliquée avec ménagement, à l'aide d'un pinceau ou d'un bourdonnet de charpie bien exprimé, sur les régions très circonscrites d'où l'hémorrhagie semble provenir, et non pas versée inconsidérément sur toute l'étendue de la plaie avec une libéralité désastreuse et trop préjudiciable aux blessés. — La cautérisation avec le nitrate d'argent ou avec le fer rouge n'est pas non plus exempte d'inconvénients; elle répondra rarement à une indication précise; et, si l'écoulement du sang prend un caractère alarmant par son abondance ou sa persistance, elle restera certainement inférieure à la compression méthodique ou au tamponnement direct de la plaie pratiqué avec des lanières d'amadou, des éponges préalablement désinfectées, de l'ouate, maintenues en place par quelques tours de bande, — procédé hémostatique des plus simples et des plus recommandables.

Dans un cas d'hémorrhagie consécutive à l'ouverture d'une artère de gros calibre, la plupart de ces moyens ne suffiraient pas à réprimer l'écoulement du sang : après avoir placé le membre blessé dans une position élevée qui, par elle-même, contribuera puissamment à l'hémostase, c'est encore à la compression qu'il conviendra de recourir, soit à l'aide des doigts (compression digitale), — de cylindres de toile ou de diachylon disposés sur le trajet du vaisseau, en un point plus ou moins éloigné de la blessure; — soit à l'aide de la pelote d'un compresseur, du garrot, du tourniquet, de la bande d'Esmarch, etc.

La compression digitale est directe ou indirecte : la compression directe consiste à appliquer la pulpe du doigt sur chaque ouverture de vaisseau donnant du sang; — la compression digitale est indirecte quand les doigts exercent une action compressive à distance de l'ouverture du vaisseau, par exemple, dans un lambeau de plaie ou d'amputation; sur les lèvres ou le pavillon de l'oreille divisés par un instrument tranchant; autour d'une tumeur, d'une incision ou d'une plaie, sur la longueur des membres, sur le crâne, etc.; elle se fait avec le pouce ou les autres doigts, dans une direction perpendiculaire au plan osseux sous-jacent.

Quant aux autres appareils de compression (compresseurs, garrot, tourniquet, etc.), ils ne peuvent évidemment servir qu'à assurer une hémostase provisoire; de bonne heure ils deviendraient, par leur constriction brutale, ou fort dangereux ou tout à fait intolérables pour les blessés; mais ils possèdent l'immense avantage de parer rapidement à un pressant péril jusqu'au moment où le chirurgien interviendra pour procéder à l'hémostase définitive par la torsion ou mieux par la ligature du vaisseau artériel, source de l'hémorrhagie.

Signalons encore que la flexion forcée des membres, de l'avant-bras sur le bras, de la jambe sur la cuisse, suffit parfois à réprimer provisoirement les hémorrhagies de la main et de l'avant-bras, du pied et de la jambe, en arrêtant momentanément la circulation du sang dans les artères.

Enfin, dans les plaies découvertes, à ciel ouvert, où l'œil parvient aisément à apercevoir la lumière du vaisseau qui donne du sang, le plus simple moyen consisterait à saisir l'orifice béant de l'artère entre les mors d'une pince à arrêt dite pince hémostatique.

II. — BLESSURES PAR INSTRUMENTS PIQUANTS

Les plaies par instruments piquants présentent un grand nombre de variétés et diffèrent essentiellement entre elles suivant la nature de l'agent vulnérant. La blessure faite par un instrument délié, pointu, bien acéré (aiguille, épine, etc.), est une piqûre proprement dite; avec un instrument piquant et tranchant (couteau, bistouri, etc.) la plaie participe à la fois de la piqûre et de la coupure; avec un instrument à pointe mousse (fourche), la plaie tient en même temps de la piqûre et de la contusion. En clinique, cette distinction n'est pas indifférente, parce qu'elle modifie singulièrement, dans chaque cas, le pronostic de l'accident et les indications du traitement. Vous connaissez déjà l'histoire des coupures, leurs signes, leurs complications, les soins qu'elles réclament; plus tard, nous reprendrons l'étude des piqûres avec contusions concomitantes, à l'occasion des plaies contuses; quant à la piqûre proprement dite, c'est une plaie étroite, plus ou moins profonde, ordinairement exempte de douleurs vives, d'hémorrhagie abondante et d'écartement notable des tissus transpercés qui, grâce à leur élasticité, ont vite repris leur position primitive et ne laissent à la surface de la peau qu'un orifice souvent peu visible, sous forme d'une forte ecchymotique, nette ou déchiquetée, droite, courbe ou étoilée. La piqûre, — détail important à retenir, — se complique fréquemment de la présence d'un corps étranger (morceau de verre, écharde, aiguille, etc.) qui demeure dans la plaie où il s'est brisé. Il est aussi une variété de piqûres digne de fixer tout particulièrement l'attention : c'est la piqûre dite pénétrante qui, au niveau du thorax ou de l'abdomen, au voisinage des jointures, peut s'ouvrir dans la plèvre, le péricarde, le péritoine ou la séreuse articulaire,

— blessure légère et inoffensive quand l'instrument est fin, propre et aseptique, — blessure dangereuse, au contraire, et passible des plus graves complications si le corps vulnérant est volumineux et souillé par des substances septiques qu'il porte avec lui profondément dans la plaie.

Pour les blessures par instruments piquants, les règles générales du traitement se résument, à notre époque, dans les propositions suivantes :

Toute plaie étroite, nette, sans contusion, superficielle ou profonde, et même pénétrante, doit être protégée contre les causes d'irritation, contre les germes atmosphériques, par l'occlusion de son orifice à l'aide du diachylon, du taffetas anglais ou français, de la baudruche gommée ou du collodion élastique;

Le sondage de la plaie et l'exploration de son trajet avec le stylet, qui exposent aux hémorrhagies ou à l'infection, ne seront pratiqués qu'avec la plus extrême prudence et dans des cas tout à fait exceptionnels;

Les corps étrangers ne seront recherchés et enlevés qu'à la condition d'être superficiels et faciles à saisir; et, rompant sur ce point avec la pratique familière aux anciens chirurgiens, il faudra renoncer aux tentatives d'extraction laborieuses ou réitérées; ainsi abandonnés dans la plaie, les corps étrangers y demeureront enkystés sans dommage pour le blessé, — ou bien ils seront expulsés plus tardivement, au moment de l'ouverture d'un abcès dont leur présence aura provoqué le développement;

Enfin les piqûres profondes ou compliquées de corps étrangers exigeront rigoureusement le repos et l'immobilité, sous peine d'accidents inflammatoires consécutifs, de phlegmons diffus, de gangrènes dont la redoutable apparition devra être conjurée par l'usage préventif des bains locaux, tièdes, antiseptiques, dans une solution d'acide borique à 3 pour 100.

III. — BLESSURES PAR INSTRUMENTS CONTONDANTS

L'action vulnérante d'un corps mousse, contondant, détermine deux sortes de lésions : des *contusions* et des *plaies contuses*. Il y a contusion quand la peau résiste, par son élasticité, sans se rompre sous l'influence du choc ou de la pression; il y a plaie contuse si les téguments ont été rompus et lacérés en même temps que les tissus qu'ils recouvrent.

Quatre degrés ont été de vieille date assignés à la contusion, suivant sa gravité :

Au premier degré, la contusion se caractérise par la douleur au point lésé, une sensation de brûlure et d'engourdissement, et surtout par une infiltration sanguine des tissus due à la rupture des vaisseaux capillaires et connue sous le nom *d'ecchymose*. Immédiate, quand la contusion a pour siège la peau, l'ecchymose se montre plus tardivement quand le sang s'épanche dans le tissu cellulaire ou sous les aponévroses; elle s'accroît graduellement à mesure que le liquide sanguin imbibe et pénètre les téguments de la profondeur vers la surface, et passe par les diverses nuances bien connues du violet, du vert, du jaune brun et du jaune paille.

Au second degré, la contusion se distingue par une douleur plus vive, un gonflement ou œdème plus net, et surtout par un épanchement de sang plus considérable. Versé par des vaisseaux de plus gros calibre le sang ne s'infiltre plus seulement dans l'épaisseur des tissus à l'état d'ecchymose; il s'amasse, il se collecte sous forme de tumeurs circonscrites, — appelées *bosses sanguines* ou *dépôts sanguins*, — qui se développent avec une soudaineté remarquable, restent pour un temps dépressives et fluctuantes au centre, tandis qu'elles durcissent rapidement à la circonférence et finissent par donner tôt ou tard à la pression du doigt la sensation d'une crépitation molle due à l'écrasement de caillots sanguins.

Dans la contusion au troisième degré, la peau a subi une attrition plus violente : elle est livide, violacée, froide, en imminence de mortification, et même, il ne sera pas rare d'y voir apparaître des taches brunes ou noires, des eschares circonscrites, ou encore de larges plaques de gangrène immédiate ou consécutive à une réaction inflammatoire trop intense; c'est aussi au troisième degré de la contusion qu'appartiennent les épanchements primitifs de sérosité et les épanchements huileux qui se développent dans la profondeur des tissus et plus ordinairement sous la peau décollée par une pression oblique (le passage d'une roue de voiture, par exemple).

Au quatrième degré, la contusion se caractérise par des phénomènes locaux et généraux d'une excessive gravité : sous la peau meurtrie, tuméfiée, les chairs sont écrasées et forment une sorte de bouillie avec les liquides extravasés; le squelette est broyé et donne à la pression de la main la sensation d'une crépitation dure produite par les fragments d'os ou esquilles. Au milieu de désordres si considérables, l'hémorrhagie manquera le plus souvent par suite de l'écrasement et de l'oblitération des gros troncs vasculaires; mais les accidents généraux prennent d'ordinaire une allure terrifiante : le blessé, selon le terme chirurgical, est en état de *choc;* insensible, pâle, glacé, couvert d'une sueur froide et visqueuse, avec un pouls filiforme et une respiration anxieuse, il succombe souvent, au bout de quelques heures, dans l'adynamie et la prostration dont tous les efforts n'ont pu le relever; enfin, dans les cas plus heureux où la mort menaçante pourra être conjurée, il restera encore exposé aux dangers de l'inflammation consécutive, de la gangrène envahissante et de la septicémie.

Des accidents aussi dissemblables par leur nature et leur gravité ne sauraient être justiciables d'une médication identique, et le traitement de la contusion variera, selon son degré, depuis le plus simple pansement jusqu'aux interventions chirurgicales les plus compliquées. Au premier degré, conviennent le repos et les applications de liquides astringents (eau-de-vie camphrée, — eau blanche, — teinture d'arnica étendue d'eau, etc.). Au second degré, la réaction inflammatoire doit être attentivement surveillée, et son intensité, compromettante pour la vitalité des tissus stupéfiés, sera prévenue par des applications de compresses trempées dans l'eau froide et souvent renouvelées, — par la position élevée de la région, — par des massages prudents et modérés; — enfin et surtout le pansement sera très avantageusement complété par une compression méthodique, faite avec des bandes de toile ou de flanelle et destinée à favoriser la résorption des épanchements de sang ou de sérosité. Dans les contusions au troisième et au quatrième degrés, il importe de modérer, dans toute la mesure possible, l'inflammation consécutive par le repos rigoureux des parties lésées, — les lavages antiseptiques à l'alcool, à l'eau phéniquée, boriquée ou chloralée, — les grands bains locaux, — les pulvérisations phéniquées, — moyens puissants dont l'application, conduite avec intelligence et discernement, parviendra en maintes occasions à épargner au blessé la perte irréparable d'un membre par gangrène, ou une opération redoutée comme une résection ou une amputation. Enfin, dans les grands traumatismes, où le blessé se trouve dans l'état de *choc* déjà décrit au quatrième degré de la contusion, il faut avant tout, instituer une médication prompte et active, — par les révulsifs énergiques, les frictions chaudes, les sinapismes, les boissons excitantes alcooliques, les injections sous-cutanées d'éther, etc., — qui tende à conjurer par tous les moyens en notre pouvoir la menace d'une mort prochaine.

Les plaies contuses se distinguent des coupures par leurs

bords irréguliers, frangés, avec décollements et lambeaux plus ou moins vastes de la peau et des tissus sous-jacents qui restent ainsi singulièrement exposés au sphacèle et à la gangrène, notamment dans les régions peu richement vascularisées où les éléments de vitalité font défaut; — la douleur est habituellement moins vive que dans les plaies par instruments tranchants; — l'hémorrhagie peu abondante et de courte durée. Exceptionnellement la plaie contuse apparaîtra nette et régulière, semblable à une coupure, — à la lèvre et aux sourcils, par exemple, où les dents et l'arcade osseuse de l'orbite auront agi sur les tissus de dedans en dehors comme une lame tranchante. — Il est clair qu'une plaie contuse, mâchée, écrasée, se prêtera généralement assez mal aux tentatives de réunion immédiate ou par première intention. Néanmoins dans les régions très vasculaires, à la face, au crâne, si les bords de la solution de continuité ne sont pas trop meurtris ou décollés, la plaie sera lavée et détergée avec soin, libérée des corps étrangers qui la souillent et l'irritent, débarrassée par les ciseaux des franges et des lambeaux de tissus mortifiés, en vue d'une réunion primitive qui, au cas de succès, préviendra pour la plus grande satisfaction du blessé la formation d'une cicatrice apparente et disgracieuse. Dans les conditions inverses où la violence du choc a largement détruit et décollé les parties molles, sur les régions que la pénurie des vaisseaux sanguins expose à des mortifications étendues, chez des sujets débilités et cachectiques, tenter la réunion immédiate serait une faute et un danger, et le seul traitement rationnel consistera à modérer l'inflammation et à limiter la gangrène par un pansement antiseptique avec l'acide phénique, la liqueur de Van Swieten, l'acide borique, le chloral, ou l'iodoforme, suivant les indications propres à chaque cas particulier.

IV. — BLESSURES PAR ARMES A FEU

Les blessures par armes à feu sont des plaies contuses; elles en offrent tous les caractères, et elles auraient pris place dans le chapitre précédent, si leur importance ne méritait une étude spéciale.

Les unes, produites par la déflagration de la poudre, présentent plusieurs variétés selon que la déflagration a lieu à l'air libre ou dans une cavité close comme la bouche, par exemple; dans le premier cas vous observerez surtout des brûlures des téguments, avec pénétration de la peau par les grains de poudre qui ont échappé à la combustion, sous forme d'un piqueté noir, quand le coup a été tiré à bout portant; dans le second cas vous rencontrerez fréquemment de larges déchirures des parois de la cavité, aux lèvres, aux joues, au voile du palais.

Les autres blessures sont le fait du projectile même, et ici il importe d'établir une distinction entre les effets des gros et des petits projectiles. — Les gros projectiles qui portent en plein sur la tête ou le tronc déterminent des lésions immédiatement mortelles; quand ils atteignent le corps de côté ou le prennent en écharpe, tantôt ils labourent au loin les tissus qui restent anfractueux, déchiquetés; tantôt ils creusent dans les parties molles une gouttière profonde; tantôt ils détachent du tronc un membre entier et laissent un moignon noir, ecchymotique, recouvert de tendons et d'aponévroses déchirées, de nerfs rompus et d'esquilles osseuses. Maintes fois, après des mutilations aussi effroyables, souvent compliquées de la présence de corps étrangers, tels que fragments de projectiles, lambeaux de vêtements, etc., le blessé en état de « choc » succombe rapidement dans la stupeur et l'adynamie; et dans les cas plus heureux où l'organisme résiste victorieusement à la violence du traumatisme l'expérience apprend qu'il faut encore redouter de terribles complications : la fièvre et l'inflammation consécutive; les suppurations diffuses; les hémorrhagies secondaires. — Avec les petits projectiles les désordres sont moins considérables : le contour de la plaie présente une coloration noire violette due à l'infiltration sanguine; l'orifice d'entrée du projectile est ordinairement rond, à bords nets et légèrement renversés en dedans, plus étroit que l'orifice de sortie irrégulier, à bords frangés et propulsés en dehors; toutefois il convient de reconnaître que cette loi générale comporte de nombreuses exceptions.

L'action du projectile sur les gros vaisseaux (artères ou veines) n'est pas identique dans tous les cas de plaies par armes à feu : l'absence de l'écoulement de sang par suite de l'oblitération des vaisseaux n'a été que rarement observé, et il faut s'attendre à constater presque constamment l'existence d'une hémorrhagie primitive ou secondaire. Sur les os le projectile agit de trois façons différentes : tantôt il pénètre dans le tissu osseux où il demeure enclavé; tantôt il traverse l'os tout entier qui présente un trou arrondi, à bords nets, et comme taillé à l'emporte-pièce; tantôt devant une résistance plus considérable il provoque un véritable éclatement de l'os : c'est une fracture dite comminutive dont les divers fragments portent le nom d'esquilles.

Cette description sommaire des plaies par armes à feu montre suffisamment que leur gravité et leur pronostic varieront à l'infini : maintes fois le traumatisme est si considérable qu'il reste au-dessus de toutes ressources et la mort survient en quelques heures; souvent encore la question de l'amputation ou de la résection à bref délai s'impose à l'intervention du chirurgien; dans les cas plus favorables où l'opération pourra être différée sans péril, où tout espoir de conservation ne devra pas être abandonné, le pansement sera le même que pour les plaies contuses : pansement antiseptique sous ses diverses formes, et il importe seulement de rappeler les bons effets qu'il est permis d'attendre des pulvérisations phéniquées sur la région qui est le siège de la blessure. L'hémorrhagie primitive ou secondaire serait combattue par les moyens que vous avez appris à connaître à l'occasion des plaies par instruments tranchants; et, pour les fractures simples ou comminutives, la conduite à tenir vous sera indiquée lorsque nous aborderons l'étude des pansements, des bandages et des appareils.

Quant aux corps étrangers (projectiles, morceaux de bois ou de pierre, bourre de fusil, lambeaux de vêtements, etc.), complication fréquente des blessures par armes à feu, la règle générale est de les enlever au moment du premier pansement, à la condition toutefois que leur extraction puisse être prompte et facile, en se conformant aux préceptes déjà formulés au chapitre des blessures par instruments piquants. — Fréquemment, avant tout pansement, les phénomènes généraux de stupeur, de prostration et de défaillance réclameront une médication active : révulsifs, frictions stimulantes, boissons chaudes alcoolisés, injections sous-cutanées d'éther, etc.

V. — PLAIES EMPOISONNÉES

Les plaies empoisonnées, qui au point de vue de la lésion se rapprochent des plaies par instruments piquants, comprennent : les plaies envenimées, les plaies virulentes, les plaies empoisonnées proprement dites.

L'étude des premières nous retiendra seule, en mentionnant simplement parmi les secondes les plaies faites par des animaux atteints de la rage et dont le premier traitement ne diffère pas essentiellement de celui qui convient aux plaies envenimées. Celles-ci doivent leurs caractères particuliers au dépôt dans la plaie, par la dent ou le dard de l'animal vulnérant, d'une sécrétion spéciale appelée *venin*.

Les piqûres des abeilles, des frêlons, des guêpes, restent à peu près constamment sans gravité; elles donnent lieu à une douleur très vive, aussitôt suivie de rougeur et de tuméfaction des tissus, et tout à fait exceptionnellement à une inflammation plus violente sous forme de phlegmons et de points gangréneux. Toutefois il est des exemples, heureusement fort rares, où la mort est survenue par suite de la multiplicité des piqûres, quand un grand nombre d'insectes se sont rués et acharnés sur le même individu. — Si l'aiguillon demeure enfoncé dans les chairs, il faut tout d'abord procéder à son extraction délicatement et avec précaution; le reste du traitement consistera simplement en des lotions avec de l'eau froide, de l'alcool étendu, ou de l'ammoniaque. Le même pansement conviendrait aussi à la piqûre du scorpion qui, dans nos régions, ne détermine ordinairement que des accidents locaux sans retentissement sur l'état de santé générale.

La morsure de la vipère est loin d'être toujours dangereuse; cependant il est bon de savoir que chez de jeunes enfants, chez des sujets chétifs et débilités, après des morsures à la face ou à la poitrine, les plus redoutables accidents peuvent surgir inopinément : douleur cuisante avec irradiations le long des membres et jusqu'à la région épigastrique; gonflement œdémateux propagé aux régions environnantes, qui se couvrent de phlyctères, de taches violacées et de plaques de gangrène; refroidissement des téguments. En même temps apparaissent des phénomènes généraux de la plus haute gravité : anxiété extrême; dyspnée; défaillance; syncope; faiblesse et irrégularité du pouls; nausées, vomissements ou dyarrhée incoercible; sueurs froides; suppression de la sécrétion urinaire; coloration ictérique de la peau; soif ardente; hémorrhagies par les muqueuses nasale, ou intestinale; troubles de la vue; délire; et finalement la mort arrive après un ou deux jours. La marche rapidement envahissante des accidents réclame un traitement prompt et énergique par la ligature temporaire quand la piqûre siègera sur un membre, — par les lavages, la compression, la succion et la cautérisation de la plaie.

La ligature temporaire sera disposée au-dessus de la blessure et assez fortement serrée pour suspendre la circulation du sang. Les lavages seront faits avec un liquide antiseptique comme l'alcool ou l'eau phéniquée, pendant que la plaie sera comprimée entre les doigts, dans le but d'expulser le venin aussi complètement que possible; et, au besoin, si cette compression paraissait insuffisante à l'écoulement du liquide, il y aurait lieu de procéder sans retard au débridement de l'orifice de la piqûre, d'appliquer une ventouse puissante sur la blessure, — ou même de pratiquer la succion de la plaie, à l'abri de tout danger d'innoculation, pourvu qu'il n'existe aucune érosion sur les lèvres ou dans la bouche. La cautérisation avec l'ammoniaque, l'acide phénique, la teinture d'iode, — incertaine et infidèle, — doit être totalement abandonnée pour faire place à des caustiques plus actifs et d'une incontestable supériorité : la potasse, l'acide azotique, le chlorure d'antimoine, et avant tout, le fer rouge (notamment le couteau du thermo-cautère). — Enfin la médication interne ne sera pas non plus négligée, et vous vous souviendrez que des boissons chaudes, excitantes, alcoolisées, — des sudorifiques, — une alimentation légère et réparatrice, le bouillon, le vin de Champagne, etc., constitueront de précieuses ressources pour le salut d'un blessé dont la vie menace de s'éteindre au milieu des symptômes les plus alarmants de la prostration et de l'adynamie.

Rappelons encore que ce même traitement trouverait aussi une application avantageuse en cas de plaies faites par des animaux atteints de la rage.

VI. — PLAIES PAR MORSURES

Les plaies par morsures ne nous retiendront pas longtemps : produites par la dent d'un animal comme le chien, le cheval, etc., ou par le bec d'un oiseau comme les coqs, les perroquets, etc., elles offrent une singulière analogie avec les blessures par instruments contondants (contusions et plaies contuses), et méritent une mention spéciale en raison de leur tendance à se compliquer d'accidents graves (phlegmons diffus, gangrènes, lymphangite, érysipèle, tétanos, etc.), et de la surveillance attentive qu'elles réclament jusqu'à complète cicatrisation. — Dans la grande majorité des cas, le traitement antiphlogistique par les bains antiseptiques locaux et les pulvérisations phéniquées suffira à prévenir le danger de l'inflammation consécutive; mais il importe aussi de savoir que certaines morsures, entr'autres celles du cheval, s'accompagnent parfois de lésions assez considérables (fractures, — écrasement des nerfs et des vaisseaux, etc.) pour imposer au chirurgien l'amputation du membre immédiatement ou peu de jours après l'accident.

VII. — PLAIES PAR ARRACHEMENT

Les plaies par arrachement se produisent sous l'effort d'une traction violente exercée par des courroies ou des engrenages de machines, par le nœud coulant d'une corde, etc. Il est de règle de trouver la surface de la plaie irrégulière, anfractueuse, avec des bords déchiquetés et frangés, par la raison qu'au moment de l'arrachement les divers tissus d'inégale résistance, ne se sont pas tous rompus à la même hauteur. Trois faits importants dominent toute l'histoire des plaies par arrachement et méritent d'être retenus :

L'absence d'hémorrhagie abondante due à l'élongation et à l'oblitération des gros troncs artériels avant la rupture;

L'absence presque totale de la douleur;

La fréquence et la promptitude relatives des guérisons obtenues, après ces affreuses mutilations, à l'abri de complications sous un pansement antiseptique.

VIII. — BRULURES

Les brûlures, c'est-à-dire les lésions provoquées par la chaleur et par certaines substances dites caustiques, sont déterminées soit par des corps gazeux (flamme), soit par des corps liquides (eau bouillante, acides concentrés, etc.), soit par des corps solides (métaux incandescents, soufre à l'état de fusion, etc.). La classification de Dupuytren qui comptait six degrés dans les brûlures est encore de nos jours à peu près universellement adoptée.

Le premier degré est caractérisé par la rougeur, la douleur et la tuméfaction; — le second degré s'accompagne d'un soulèvement de l'épiderme par places sous forme de bulles analogues à celles des vésicatoires et désignées sous le nom de phlyctènes; — le troisième degré entraîne une désorganisation plus profonde de la peau avec de larges phlyctènes remplies de sérosité sanguinolente ou même des escharres qui laisseront à leur chute des cicatrices blanches, indélébiles; — au quatrième degré appartiennent la destruction immédiate de la peau dans toute son épaisseur et consécutivement des cicatrices irrégulières, saillantes ou déprimées; — dans le cinquième degré la désorganisation a franchi les limites de la peau pour s'étendre aux tissus sous-cutanés, donnant lieu à des escharres épaisses dont la chute peut entraîner les plus redoutables complications (ouverture des cavités articulaires ou splanchniques, hémorrhagies foudroyantes, etc.); — le sixième degré comprend les cas où la désorganisation est complète, avec carbonisation de tous les tissus.

Parmi les phénomènes généraux provoqués par les brûlures, signalons : la douleur, parfois assez intense pour déterminer rapidement la mort à la suite des brûlures étendues; — la fièvre, et les divers accidents congestifs ou inflammatoires qui se développent du côté du tube digestif (entérite, ulcérations et hémorrhagies intestinales, etc.); du côté des voies respiratoires (bronchite, pleurésie, etc.); dans l'appareil urinaire (néphrite, albuminurie); dans les centres nerveux (méningo-encéphalite, myélite, etc.); — l'adynamie, la septicémie, l'infection purulente, sous l'influence d'une suppuration abondante et prolongée à la période de l'élimination et de la chute des escharres.

Le pronostic de l'accident ne varie pas seulement avec la profondeur et l'étendue de la brûlure; il dépend aussi de l'âge et de la constitution des blessés, et se trouve encore singulièrement modifié par le siège même de la lésion : c'est ainsi que vous verrez telle brûlure, inoffensive à la surface de la peau, prendre un caractère de gravité exceptionnelle dans les régions de la gorge et du larynx en favorisant l'œdème de la glotte et l'asphyxie.

Le traitement ne saurait être identique dans tous les cas : Pour les brûlures superficielles, au premier degré, l'unique indication est de calmer la douleur et de prévenir les accidents nerveux qui en dérivent, à l'aide des réfrigérants (irrigations d'eau froide ou glacée, — compresses imbibées d'eau de Goulard, — ou mieux encore bains tièdes et de longue durée). — Au second degré, la précaution essentielle consiste à ne pas déchirer largement les phlyctènes qui doivent être simplement ouvertes, au point le plus déclive, par une étroite piqûre afin de pouvoir réappliquer l'épiderme intact sur les papilles dénudées de la peau, mode de traitement tout à fait recommandable pour épargner au blessé de vives souffrances et en même temps prévenir la suppuration du derme et les cicatrices disgracieuses qui en sont la conséquence fatale. Vous apporterez donc toujours la plus rigoureuse vigilance à enlever les vêtements du blessé, opération délicate à laquelle doivent présider la douceur et la patience : quand la brûlure a pour siège l'un des membres inférieurs, il faut commencer par découdre la couture externe du pantalon, de bas en haut, jusqu'à la ceinture, pour retirer plus aisément le vêtement; il sera presque constamment indispensable de couper les chaussures; d'ordinaire, les bas et les chaussettes seront enlevés sans grandes difficultés avec la précaution de faire fixer solidement le cou-de-pied par un aide. Dans les brûlures d'un des membres supérieurs, il sera le plus souvent inutile de découdre l'habit. Vous commencerez par enlever la manche du côté sain, puis vous retirerez avec ménagement celle du côté malade; et d'ailleurs, pour peu que cette manœuvre devienne malaisée ou douloureuse, vous n'hésiterez pas à découdre et, au besoin, à couper la manche du vêtement; et si pourtant, en dépit de tous les efforts, les phlyctènes de la peau viennent à se rompre, vous veillerez à recouvrir immédiatement la région brûlée d'une épaisse couche d'ouate qui sera maintenue en place jusqu'à reproduction de la couche d'épiderme détruite, avec le soin d'ajouter et de superposer de nouvelles lames de coton aussi souvent que la sérosité commence à imprégner et à traverser celles qui ont été précédemment appliquées sur la brûlure. Pour établir méthodiquement le pansement ouaté, voici en quelques mots comment il convient de procéder : la brûlure est soigneusement lavée à l'eau tiède; la sérosité des phlyctènes intactes, non déchirées, est évacuée par une ponction fine et étroite; puis des couches minces de coton cardé sont successivement disposées sur la surface de la plaie et finalement maintenues en place par un bandage approprié. Irréprochable pour les brûlures superficielles, au premier et au second degrés, pour celles qui siègent sur le tronc ou sur les membres, le pansement ouaté cesse d'être aussi avantageux pour les brûlures qui occupent la face où son application devient fort laborieuse sinon impossible, et aussi pour les brûlures profondes où l'abondance de la sérosité et de la suppuration impose l'obligation de le renouveler fréquemment, au prix de beaucoup de temps pour l'opérateur et surtout de cruelles souffrances pour le blessé; et c'est dans les cas de ce genre que le professeur Laugier a jadis conseillé de remplacer le coton par des feuillets de baudruche qui, fixés sur la plaie à l'aide d'une solution de gomme arabique, constituent comme un épiderme nouveau dont la transparence permet de constater l'état de la brûlure, de surveiller la suppuration et de suivre les progrès de la cicatrisation; les liquides accumulés sous le pansement trouvent un écoulement facile par le décollement ou l'incision de la baudruche en un point déclive, et quelques lotions d'eau tiède suffisent à enlever l'appareil qui peut, au besoin, être renouvelé rapidement et sans douleur.

Quand la lésion est profonde, après la formation des eschares, il importe surtout de prévenir une réaction inflammatoire trop violente et de s'opposer à la production des cicatrices vicieuses ou difformes. Naguère encore, les pansements occlusifs avec l'ouate, les bandelettes de diachylon, la baudruche, le collodion riciné, les applications de liniment oléo-calcaire, étaient généralement préconisés contre le développement des accidents inflammatoires : ces divers pansements ont tous rendu des services incontestables et trouveront encore, en maintes occasions, un emploi avantageux; néanmoins la chirurgie contemporaine tend manifestement à les délaisser chaque jour davantage pour leur substituer l'usage des pansements antiseptiques, et il est juste de reconnaître que la vaseline phéniquée, la vaseline boriquée, les compresses de tarlatane imbibées d'une solution saturée d'acide borique, etc., répondent merveilleusement à l'indication d'apaiser la souffrance, de modérer l'inflammation, de prévenir la suppuration, et à ce titre méritent toute la préférence des chirurgiens.

Quel que soit le pansement, à la période de réparation et de cicatrisation, si la plaie se recouvre de bourgeons charnus exubérants, irréguliers, il ne faudra pas omettre de les réprimer par la cautérisation avec le crayon de nitrate d'argent, par des applications de poudre d'alun, et par une légère compression.

La formation des cicatrices vicieuses, la rétraction considérable des tissus cicatriciels, le développement des brides irrégulières et saillantes, réclament une étroite surveillance et des soins particuliers suivant les régions; en règle générale, il faut autant que possible empêcher le rapprochement des bords opposés de la perte de substance : aux membres par l'extension; aux paupières par la suture des bords libres; aux doigts, aux orteils, à la face interne du bras et du thorax, après des brûlures étendues, par des pansements isolés qui sépareront les unes des autres les surfaces avivées et saignantes pour prévenir des adhérences anormales et la syndactilie, etc.

Rappelons, sans y insister autrement, que des cas se présentent où l'accident n'est plus justiciable que d'une intervention chirurgicale, comme l'amputation d'un membre, par exemple, à la suite de brûlures qui ont détruit la peau ou désorganisé les tissus sur une vaste surface; et c'est aussi dans ces circonstances graves qu'un traitement général devra être promptement institué : à l'excitation nerveuse de la première période, à la douleur initiale, souvent excessive et intolérable, il convient d'opposer les calmants et les narcotiques (opium, chloral, etc.); à la stupeur et à la prostration du blessé, la médication stimulante (boissons chaudes alcoolisées, injections sous-cutanées d'éther); à la faiblesse générale, à la défaillance des forces une alimentation reconstituante et de digestion facile, en ne perdant pas de vue que la prudence et la plus expresse réserve sont imposées par les complications déjà signalées du côté des voies digestives et notamment par les ulcérations intestinales.

IX. — INSOLATION

L'insolation ou coup de chaleur, accident rare dans nos régions, se manifeste sous deux formes différentes : l'une précédée de signes prodromiques (soif vive, céphalalgie, accablement, hallucinations, etc.); l'autre brusque et soudaine, s'annonçant sans prodromes par une perte de connaissance subite. Dans l'une et l'autre forme la mort peut survenir à bref délai, en quelques heures ou quelques minutes; mais pourtant elle n'est pas la terminaison constante et fatale de l'insolation, et fréquemment, après une série d'accidents plus ou moins graves, la guérison s'établit dans un laps de temps compris entre un et huit jours. — Le traitement préventif ou prophylactique prend ici une importance prépondérante ; il comprend l'application de toutes les mesures d'hygiène propres à éviter les effets redoutables d'une chaleur trop forte chez les individus qui s'y trouvent exposés par leur profession, et notamment, pour les soldats en marche, la précaution de ne pas s'étendre pendant les haltes sur la terre brûlante.

Le traitement curatif, dès l'apparition des premiers accidents, consiste à placer le malade dans un lieu frais et à frictionner vigoureusement toute la surface du corps avec de l'eau très froide; — des compresses glacées seront appliquées sur la tête et renouvelées à court intervalle; — si le coma et la perte de connaissance se prolongent, un ou plusieurs vésicatoires à la nuque répondront à l'indication pressante de sortir le malade de son état de torpeur et de prostration, et pour peu qu'il survienne des phénomènes d'asphyxie menaçante, il ne faudra pas hésiter à pratiquer sans délai des injections sous-cutanées d'éther et mieux encore la respiration artificielle.

X. — FROIDURES

Les froidures, c'est-à-dire les lésions déterminées sur les tissus par le froid, se divisent en froidures générales et froidures locales. Les premières sont fort rarement observées dans nos régions; les secondes, plus fréquentes, offrent de nombreuses analogies avec les brûlures, et comptent trois degrés. Le premier degré se caractérise par une coloration vineuse, violacée, de la peau, avec tuméfaction et engourdissement des tissus dont la sensibilité s'émousse ou s'amoindrit (engelures). Au second degré se rencontrent les ulcérations de la peau sous forme de plaies atoniques ou de crevasses superficielles (engelures ulcérées). Le troisième degré s'accompagne de lésions plus profondes avec mortification totale de la peau et parfois aussi des tissus sous-jacents.

Dans les cas graves apparaissent des phénomènes généraux, entr'autres la coloration subictérique de la peau, l'œdème de la face, etc.; enfin, durant la période de suppuration, à la chute des eschares, les malades demeurent exposés à toutes les complications des plaies, et bon nombre d'entre eux succombent aux suites de la pyohémie et de la septicémie. — Le traitement préventif des froidures se résume dans les précautions indiquées par l'hygiène : protéger les mains et les pieds par des gants et des bas de laine; porter en hiver des chaussures épaisses et solides; ménager les transitions de température en veillant à ne pas exposer trop brusquement à la chaleur les régions engourdies par le froid; combattre et atténuer la prédisposition aux engelures par des frictions sèches ou astringentes. Plus tard, quand les moyens prophylactiques auront échoué, quand le froid aura déjà exercé son action nocive sur les tissus, il faudra se hâter d'instituer un traitement approprié à la nature et à la gravité de la lésion : au premier degré de la gelure, à la période initiale de congestion et de stase sanguine dans les réseaux capillaires de la peau, conviendront surtout les lotions et les frictions excitantes avec le vin chaud, le vin aromatique, l'alcool camphré, etc; au deuxième degré, à la période des crevasses et des ulcérations du derme, les pansements antiseptiques avec la vaseline phéniquée, les pansements occlusifs des plaies avec les bandelettes de sparadrap de Vigo, les applications de collodion riciné, etc.; au troisième degré, dans la période de réaction inflammatoire, les frictions avec de la neige ou de l'eau à une très basse température ont été justement préconisées et en maintes occasions elles réussiront à conjurer la mortification et la gangrène des tissus qui se produirait fatalement si la région atteinte par la gelure se trouvait trop brusquement exposée à la chaleur; et c'est encore à ce même moyen qu'il conviendrait d'avoir recours dans les circonstances les plus graves où l'organisme tout entier a été frappé par le froid (froidures générales); enfin, dans les cas de mort apparente, il ne faudrait point négliger de pratiquer la respiration artificielle, dernière et puissante ressource dont l'application patiente et persévérante a plus d'une fois contribué largement à ranimer des malades dont l'état semblait absolument désespéré.

SÉRIE DES CONFÉRENCES 1889

PANSEMENTS

Le pansement consiste dans l'application méthodique d'un topique ou d'un appareil sur une région blessée ou malade du corps. Il suppose donc toujours l'existence d'une lésion locale.

Les méthodes et les procédés de pansements ont souvent varié, au moins dans la forme et l'apparence, sans subir en réalité jusqu'à nos jours des modifications radicales et vraiment salutaires. Longtemps la chirurgie ne posséda que des notions vagues, indécisives ou erronées sur les véritables causes des complications des plaies et des blessures; longtemps elle resta mal armée pour les combattre; et ainsi s'explique comment, entre des mains habiles, les interventions chirurgicales les plus brillantes et les mieux conduites eurent, malgré tout, si constamment des suites désastreuses, — notamment dans les salles d'hôpital, dans les ambulances, dans les centres d'agglomération de malades ou de blessés. Vainement l'hygiène intervint pour créer des améliorations dispendieuses dans l'installation, les aménagements, le chauffage, la ventilation des hôpitaux, — dans le régime et l'alimentation des blessés; toujours, à la suite des traumatismes accidentels ou opératoires, la statistique de la mortalité se maintenait à un chiffre élevé et affligeant, sous l'influence de l'érysipèle, de la septicémie, de l'infection purulente et autres accidents consécutifs. Quand les recherches et les découvertes modernes, sous l'inspiration d'un illustre savant de France, — M. Pasteur, — réussirent enfin à prouver jusqu'à l'évidence que l'infection et la putréfaction des plaies, sources de toutes les complications, tiraient leur origine de la présence dans l'atmosphère de germes (microbes, vibrions, etc.) qu'il fallait détruire ou neutraliser, sous peine d'insuccès constants, une nouvelle voie fut heureusement ouverte à la chirurgie contemporaine. Elle y est entrée avec ardeur et conviction, et bientôt un éclatant triomphe vint récompenser ses efforts et ses tentatives. Aujourd'hui nul ne met plus en doute la supériorité des nouveaux pansements, — des pansements antiseptiques, — dont la valeur incontestée contribue chaque jour davantage à étendre le domaine chirurgical, en créant pour les opérés une sécurité plus complète et en légitimant de ce fait des audaces naguère encore réputées téméraires, sinon condamnables.

Avant d'entreprendre la description détaillée des pansements il faut rappeler quelques règles générales, applicables à tous les cas, indistinctement, que les garde-malades ont le devoir de bien connaître et de ne plus oublier. Le premier soin consistera toujours à préparer d'avance et à réunir les objets nécessaires au pansement, et ils sont de trois sortes : 1° *Les instruments de pansement; 2° les pièces de pansement proprement dites; 3° les objets accessoires.*

I.

Les instruments de pansement, — peu nombreux, — comprennent :

1° Une paire de *ciseaux droits;* les plus usuels et les plus commodes sont les ciseaux à deux branches articulées, vers le milieu de leur longueur, à l'aide d'un pivot et d'une mortaise à échappement qui permet de séparer les branches, de les désarticuler aisément pour se servir isolément de chacune d'elles ou pour les nettoyer. Dans les ciseaux de trousse les deux branches se terminent d'ordinaire par une extrémité mousse, arrondie; cependant une disposition différente a été parfois adoptée, c'est-à-dire qu'une seule des branches est munie d'une pointe mousse, tandis que l'autre présente une pointe aiguë et bien acérée; avec ce dernier instrument il est entendu que toutes les fois qu'il s'agira de couper une bande, un lien, appliqués sur une partie du corps, c'est la branche à extrémité arrondie qui devra être insinuée sous la pièce de pansement à couper, parce que l'autre, avec sa pointe aiguë, risquerait trop de piquer et de blesser le malade pour peu que le bandage soit serré. Une faute souvent commise consiste à manier les ciseaux avec le pouce et l'index introduits dans les anneaux; c'est la méthode des couturières et non la méthode chirurgicale : celle-ci veut que les ciseaux soient tenus avec le pouce et le quatrième doigt, — le doigt annulaire, — passé dans les anneaux, tandis que le troisième doigt (médius), et le second (index), se placent sous la lame inférieure des ciseaux pour la soutenir et la guider, l'index près de l'articulation, le médius près de l'anneau.

2° *Un rasoir*, — instrument que les garde-malades doivent s'exercer à manier, parce qu'il leur sera indispensable pour certains pansements, notamment dans les cas de plaies du cuir chevelu ou avant l'application d'un vésicatoire.

3° *Une pince* à pansements, — instrument en forme de ciseaux dont les lames sont remplacées par des mors olivaires; elle sert le plus ordinairement à enlever les pièces de pansement souillées par le sang et par la suppuration, ou à porter des tampons de charpie ou de coton sur les plaies qui ont besoin d'être détergées; depuis quelques années la pince a été pourvue d'un point d'arrêt près des anneaux, de manière qu'elle puisse encore servir à la ligature ou à la compression des artères, à l'hémostase préventive ou temporaire; enfin plus récemment, ses mors rayés et cannelés ont été avantageusement remplacés par des mors plats beaucoup plus faciles à nettoyer et à entretenir dans l'état de propreté toujours rigoureusement nécessaire.

4° *Une spatule*, — lame métallique qui par l'une de ses extrémités, la plus large, sert à l'application de certains topiques sur les plaies; et, par l'autre extrémité, la plus étroite, munie de dentelures, convient au chirurgien pour relever des fragments osseux dans les cas de fractures avec enfoncement et de fractures comminutives.

5° *Un porte-mèche*, — tige métallique, longue de 12 à 15 centimètres, portant à l'une de ses extrémités une bifurcation sur laquelle se place la partie moyenne de la mèche dont les deux chefs sont rabattus de chaque côté.

6° *Un stylet*, — tige métallique, terminée d'un côté par un bouton (stylet boutonné), et pourvue de l'autre côté soit d'un large chas (stylet aiguillé), soit d'une cannelure (stylet cannelé).

II.

Les pièces de pansement — proprement dites — comprennent : la charpie, l'ouate, les compresses, les bandes, les lacs ou liens, les bandelettes agglutinatives, et aussi les divers topiques qui varient suivant la nature des accidents et suivant la région blessée.

1° La **charpie** présente deux formes particulières : charpie brute et charpie râpée.

La charpie brute se tire, à l'état de filaments déliés, d'un linge de toile demi-usé; pour obtenir la charpie longue, le morceau de toile devra mesurer trois à quatre travers de doigt en largeur et une longueur au moins double (six à huit travers de doigt); pour la charpie moyenne, la toile mesurera trois à quatre travers de doigt en largeur et en longueur; pour la charpie courte, deux travers de doigt en tout sens.

La charpie râpée, d'un usage plus rare, présente l'aspect

d'un duvet floconneux et se prépare en grattant, avec un couteau, un linge convenablement tendu.

Brute ou râpée, la charpie demande à être conservée, sans tassement ni compression, dans un lieu sec et aéré, surtout loin des miasmes putrides, en dehors des salles d'hôpitaux et d'ambulances, où elle ne tarderait pas à s'altérer ou à acquérir des propriétés dangereuses; elle doit aussi être toujours fraîche, souvent renouvelée, parce qu'elle perd, en vieillissant, sa souplesse et sa blancheur pour prendre une couleur jaune et une odeur désagréable.

La charpie brute s'emploie sous diverses formes qu'il vous faut connaître et savoir préparer :

Le *plumasseau* est constitué par des couches superposées de charpie dont les filaments présentent une direction parallèle ou légèrement divergente; pour le fabriquer vous prenez de la main droite une poignée de charpie, et les brins qui dépassent à la périphérie sont saisis et retenus entre le pouce et l'index de la main gauche; à ce moment la main droite retire et arrache tout le reste de la charpie que ne retient pas la main gauche. La même manœuvre sera répétée un nombre de fois variable selon les dimensions que vous voudrez donner au plumasseau; celui-ci, convenablement préparé, devra être plus épais au centre que sur les bords, léger et toujours assez large pour recouvrir et même dépasser la surface de la plaie ou de la blessure sur laquelle il sera appliqué; à sa circonférence les brins trop longs ou irrégulièrement disposés seront ébarbés avec les ciseaux ou repliés sur la face du plumasseau non en contact avec la plaie.

Le *gâteau* de charpie ne diffère du précédent que par son étendue plus considérable : c'est une série de plumasseaux divergents, recouverts par des filaments parallèles. Une manière commode de le préparer consiste à placer sur une table une poignée de charpie brute tenue de la main droite, puis à fixer et à retenir avec les doigts de la main gauche les brins qui dépassent vers la périphérie, tandis que la main droite retire le reste de la charpie. La répétition successive de cette manœuvre finira par former un gâteau de charpie, plus ou moins vaste suivant l'usage auquel il sera destiné, et que vous prendrez soin de comprimer assez fortement, avant son application, pour accroître la cohésion des couches superposées qui le constituent.

Le *bourdonnet*, — mince paquet de charpie de forme olivaire, — se prépare en roulant un plumasseau transversalement à sa longueur; il sert le plus ordinairement à pratiquer le tamponnement d'une plaie sinueuse ou d'une cavité naturelle, comme les fosses nasales, dans les cas d'épistaxis opiniâtres, et alors il est d'usage de le lier solidement, par le milieu de sa longueur, avec un fil fort dont les deux chefs, laissés en dehors de la plaie ou de la cavité, permettront plus tard de le retirer plus sûrement. Plusieurs bourdonnets liés, de distance en distance, sur un même fil, forment l'appareil appelé *queue de cerf-volant* dont l'emploi se recommande avantageusement pour le tamponnement direct des plaies profondes et accompagnées d'accidents hémorrhagiques.

La *tente* n'est qu'un bourdonnet de charpie disposé en forme de cône, renflé vers l'une de ses extrémités, et effilé à l'autre bout par torsion.

La *mèche* est formée par des faisceaux de charpie longue, disposés parallèlement, accolés simplement les uns aux autres ou reliés plus solidement entre eux, au milieu de leur longueur, par un fil fortement serré, puis enfin recourbés sur eux-mêmes. Ainsi préparée la mèche se place par sa partie moyenne sur la bifurcation de l'instrument nommé porte-mèche; ses deux chefs sont maintenus latéralement sur la tige métallique par l'index et le médius, tandis que le pouce appuyé sur le bouton de l'instrument sert à diriger la mèche et à faciliter son introduction au fond d'une plaie sinueuse ou d'un trajet fistuleux.

Les *tampons* et les *boulettes* se font avec de la charpie roulée entre les mains de manière à lui donner une forme sphéroïdale.

La *pelote* est un tampon de charpie tassée et comprimée dans un linge dont les bords sont ensuite noués pour former une espèce de sac.

La charpie râpée était souvent employée par les anciens chirurgiens pour activer la cicatrisation des plaies ou pour modifier, en les excitant, les ulcérations atoniques et de mauvaise nature; elle possède une faculté absorbante considérable, mais elle se dessèche rapidement à la surface d'une plaie, sous forme d'un enduit dur dont l'ablation devient malaisée et douloureuse, et cet inconvénient très réel tend à la faire délaisser entièrement par la chirurgie contemporaine.

2° **Ouate. — Étoupe. — Gaze. —** Durant une longue période, la charpie servit à peu près seule aux pansements des plaies à l'exclusion de toute autre substance. De nos jours son emploi a cessé d'être aussi répandu, et d'ailleurs il faut reconnaître qu'elle n'est pas à l'abri de tout reproche : sa préparation est longue, sa conservation difficile; elle s'altère vite en vieillissant, et demande à être constamment renouvelée; ainsi s'expliquent et se justifient les tentatives modernes pour restreindre son usage et pour lui substituer d'autres pièces de pansement : l'ouate, l'étoupe et la gaze.

L'ouate convient particulièrement, vous le savez, aux pansements des brûlures étendues, superficielles, siégeant sur le tronc ou sur les membres. Elle offre l'inconvénient de ne pas absorber les liquides; mais, par une préparation spéciale, elle est susceptible d'acquérir cette propriété et prend alors le nom d'ouate hydrophile. Sous cette nouvelle forme elle se trouve journellement employée dans les hôpitaux et les ambulances à la place de la charpie. — L'étoupe préparée, et surtout la gaze purifiée et imprégnée d'une substance antiseptique comme l'acide phénique, l'iodoforme, le sublimé, etc., sont d'un usage encore plus fréquent et servent aujourd'hui à la plupart des pansements.

3° **Compresses.** — La compresse est une pièce de linge qui d'ordinaire se place entre les topiques appliqués sur une plaie et le bandage destiné à maintenir tout l'appareil du pansement. Les meilleures compresses sont en toile de fil, souple, blanche et rigoureusement propre, sans couture ni ourlet. La toile demi-usée convient mieux à cette usage que la toile neuve plus dure, moins maniable et moins perméable; à l'occasion des étoffes de coton ou de flanelle suppléeraient au défaut de toile de fil sans inconvénient sérieux, surtout quand les compresses ne doivent pas être en contact direct avec la peau ou avec une plaie. La compresse reçoit, selon sa destination, des dimensions et des formes différentes : simple, double, ou repliée plusieurs fois sur elle-même, elle se rattache aux types suivants : *compresse carrée* pour recouvrir les larges surfaces du tronc; — *compresse longuette*, la plus commune et la plus employée, en forme de rectangle long; — *compresse triangulaire*, c'est la compresse carrée pliée de manière à réunir deux angles; — *compresse fendue à deux chefs* pour protéger les parties molles pendant la section de l'os dans les amputations du bras ou de la cuisse; *compresse fendue à trois chefs* pour les amputations de la jambe et de l'avant-bras où la section porte sur deux os; — et enfin, *compresses graduées* qui servent soit à rapprocher par compression les bords opposés d'une plaie, soit à exercer une action compressive et hémostatique sur le trajet d'une artère ouverte, soit à maintenir la forme et l'étendue de l'espace interosseux en écartant les fragments d'os dans les cas de fractures de la jambe et de l'avant-bras. — Les grandes compresses mesurent 0m,75 centimètres de longueur sur 0m,40 centimètres de largeur; les moyennes, 0m,55 centimètres sur 0m,30 centimètres; les petites, 0,45 centimètres sur 0m,20 centimètres.

4° **Bandes.** — Jusqu'à notre époque les bandes, dont les chirurgiens avaient coutume de se servir pour maintenir et fixer les autres pièces de pansement, étaient faites en fil, plus rarement en coton, en laine, ou en caoutchouc. Les bandes de fil, — les plus usitées, — se taillent dans un linge de toile demi-usé, souple, fin, sans couture et sans ourlet; prises dans la toile neuve, elles offrent l'inconvénient d'être dures, glissantes, difficiles à appliquer et à consolider sur un pansement.

Les bandes doivent toujours être coupées en droit fil pour présenter des bords réguliers, non effilés, qui seraient, au besoin, ourlés en surjet et surfilés sur toute leur longueur. La largeur des bandes varie depuis $0^{m},02$ à $0^{m},03$ centimètres (pour les lèvres, les doigts, etc.), jusqu'à $0^{m},08$ centimètres (pour le tronc); la largeur la plus ordinaire est de $0^{m},04$ à $0^{m},05$ centimètres. La longueur des bandes est également variable : elle mesure de $1^{m},50$ centimètres à 12 mètres; en aucun cas elle ne devra excéder 15 mètres; et même il y aura le plus souvent avantage à réduire la longueur à 5 ou 6 mètres pour ne pas avoir entre les mains un trop gros cylindre, difficile à conduire et à manier. Une bande roulée sur elle-même forme un cylindre dit *globe;* ses deux extrémités portent le nom de *chefs :* l'un, qui s'applique le premier, est le chef initial; l'autre est le chef terminal; le *plein* de la bande correspond à sa partie moyenne. — Pour rouler une bande il faut commencer par replier plusieurs fois sur lui-même un des chefs de la bande, de manière à en faire un petit cylindre, puis saisir entre le pouce et l'index de la main droite l'axe du cylindre; le plein de la bande est appuyé sur le bord radial du doigt indicateur de la main gauche et y est maintenu par le pouce du même côté; l'annulaire et le petit doigt de la même main fixent la bande solidement dans la paume de la main gauche; à ce moment les deux doigts de la main droite font rouler la bande sur son axe de droite à gauche de telle sorte que le plein de la bande s'enroule successivement sur le pivot initial jusqu'à ce que la bande soit épuisée. Le chef initial est alors fixé par un point de couture ou par une épingle pour prévenir le déroulement de la bande qui doit toujours rester fortement serrée. Les bandes sont roulées à un globe ou, — plus rarement, — à deux globes; dans ce dernier cas il faut d'abord faire un premier globe par le procédé ordinaire, et l'arrêter par une épingle avant d'avoir épuisé toute la longueur de la bande, puis ensuite faire un second globe, par le même procédé, avec la partie non roulée de la bande. — Les bandes roulées s'appliquent sèches ou mouillées avec de l'eau ou diverses substances médicamenteuses, résolutives, narcotiques, etc.: parfois le chirurgien les recouvre préalablement d'une solution de dextrine, d'amidon cuit, de plâtre liquide, de silicate de potasse ou de soude, etc., pour coller ensemble les différents tours de bande et constituer un bandage d'une seule pièce, par exemple dans la fabrication des appareils dits appareils inamovibles. Toutes les fois que le bandage a pour but d'exercer une action compressive (bandages compressifs) la bande de toile, plus résistante, continue à être exclusivement employée; mais pour les bandages destinés simplement à maintenir et à contenir un pansement (bandages contentifs), la pratique moderne tend à susbtituer à la toile de fil les bandes de gaze plus aisées à appliquer régulièrement, plus légères, plus élastiques, et surtout plus faciles à imprégner par les liquides antiseptiques; et, comme elles ne possèdent qu'une valeur des plus minimes, l'usage a prévalu de ne les faire servir qu'une seule fois et de les couper avec les ciseaux à chaque pansement nouveau au lieu de les dérouler comme les bandes de toile par une manœuvre souvent pénible et douloureuse pour les blessés et les malades.

5° **Liens. — Lacs. — Nœuds.** — Les liens sont les pièces d'appareil destinées à fixer et à assujettir les pansements, à immobiliser certaines parties du corps, les membres fracturés par exemple : ils subissent nécessairement de fréquentes variations sous le rapport de la résistance, du volume, de la longueur, et consistent, selon les cas, en un fil simple, un ruban de fil, un cordon, une bande, un mouchoir, une serviette, une alèze, un drap tordu ou plié en cravate, etc.

Les lacs sont des liens transformés en anneaux, c'est-à-dire munis, à l'une des extrémités, d'une boutonnière ou d'une boucle dans laquelle s'engage l'autre extrémité. Le nom de lac est encore appliqué à tout lien destiné à embrasser un organe pour exercer sur lui une traction plus ou moins forte : tels sont les lacs extensifs et contre-extensifs employés pour la réduction des fractures et surtout des luxations; ces derniers lacs sont parfois constitués par des tubes en caoutchouc.

Les liens et les lacs sont fixés au moyen de nœuds de formes très diverses et dont l'énumération serait fastidieuse et inutile.

6° **Agglutinatifs.** — Les agglutinatifs sont des substances emplastiques résineuses, gélatineuses ou gommeuses, habituellement employées sous forme de sparadraps, susceptibles d'adhérer fortement à la peau, et les plus usités sont l'emplâtre diachylon gommé, le taffetas d'Angleterre, le taffetas Marinier ou taffetas français, le collodion.

L'emplâtre diachylon gommé, étendu sur des bandes de toile ou de calicot constitue le sparadrap de diachylon, d'un usage journalier dans la pratique médico-chirurgicale; il est conservé dans les hôpitaux et les ambulances sous forme de rouleaux peu encombrants qui mesurent 1m,50 à 2 mètres en longueur et 0m,15 centimètres en largeur. En pièces carrées plus ou moins vastes il sert parfois aux pansements des plaies et des vésicatoires; mais il s'emploie plus souvent en bandelettes d'une largeur de 1 à 2 centimètres et d'une longueur de 0m,20 centimètres à 1 mètre. Pour tailler les bandelettes de sparadrap il faut dérouler la pièce de diachylon sur une longueur suffisante et faire tenir solidement le reste du rouleau par un aide, puis saisir soi-même de la main gauche l'extrémité libre de la pièce bien tendue et y porter les ciseaux qui sont tenus de la main droite et poussés parallèlement aux bords de la bande, dans le sens de la longueur du fil. Ainsi taillées les bandelettes de diachylon serviront à fixer les diverses pièces des pansements et des appareils, à rapprocher et à maintenir en contact les bords opposés d'une blessure par instrument tranchant ou contondant, à recouvrir et à protéger les plaies ou les ulcères dans les pansements dits pansements par occlusion.

Le taffetas d'Angleterre se prépare en recouvrant, sur une de leurs faces, des bandes de taffetas noir, rose ou blanc, d'une solution gélatineuse d'ichthyocolle dans l'eau et l'alcool qui, après dessication, est vernie à l'aide d'une couche de teinture concentrée de baume de Tolu pour reconnaître aisément le côté qui doit être mis en contact avec la peau. Il s'applique, sous formes de pièces carrées ou de bandelettes, en mouillant légèrement la surface adhésive qui ne tarde pas à se dessécher de nouveau et reste solidement collée sur la région malade.

Le taffetas Marinier, — taffetas vulnéraire français, — diffère du précédent en ce que l'étoffe de soie est remplacée par de la baudruche et la teinture de Tolu par un mélange de baume du commandeur et de teinture d'arnica; c'est un sparadrap gélatineux balsamique, plus léger, plus souple que le taffetas anglais, entièrement imperméable, sorte d'épiderme artificiel dont la transparence permet de voir et de surveiller les blessures qu'il recouvre. Il sert aux mêmes usages que le taffetas d'Angleterre et peut être employé de la même façon; cependant la coutume la plus répandue consiste à l'appliquer sec sur une région préalablement humectée avec quelques gouttes d'eau. Les taffetas anglais et français perdent leurs propriétés agglutinatives quand ils restent longtemps mouillés : ils seraient donc insuffisants et défectueux pour le pansement des plaies larges ou profondes, susceptibles de verser du sang ou de fournir une abondante suppuration; au contraire, ils conviennent merveilleusement aux blessures étroites, superficielles, et plus spécialement encore à celles qui occupent une région habituellement découverte, par exemple le visage et les doigts.

Le collodion se trouve dans les pharmacies sous deux formes différentes : collodion simple et collodion élastique. Le collodion simple se prépare en dissolvant une partie de fulmi-coton ou coton-poudre dans une partie d'alcool et seize parties d'éther : c'est un liquide onctueux, très adhésif, formant vite sur les régions où il est étendu une cuirasse imperméable qui résiste à l'action de l'eau et de l'alcool; agglutinatif puissant, le collodion simple offre l'inconvénient de se rétracter par dessication et d'exercer sur les plaies des tiraillements fort douloureux : aussi les chirurgiens ont-ils renoncé à son usage pour employer à peu près exclusivement le collodion élastique qui ne possède pas le même défaut et qui s'obtient en ajoutant au collodion simple 5 à 10 pour 100 de son poids d'huile de ricin récemment préparée. Pour le pansement des blessures légères et superficielles, aux doigts notamment; pour l'occlusion des plaies étroites, pénétrantes, par instruments piquants, le collodion élastique peut être employé seul, étendu directement sur la région malade avec un bourdonnet de charpie et mieux avec un pinceau; pour des blessures plus considérables, il est préférable de tailler des pièces de toile carrées ou des bandelettes de linge qui, soigneusement imprégnées de collodion élastique, s'appliquent exactement sur les tissus où elles se dessèchent vite et contractent une adhérence solide. Ainsi manié, le collodion riciné constitue un excellent moyen de réunion et d'occlusion des plaies, supérieur aux bandelettes de sparadrap de diachylon gommé qui trop souvent irritent la peau par leur contact prolongé et déterminent un érythème cutané avec chaleur cuisante et démangeaisons des plus pénibles.

7° **Médicaments topiques.** — Au nombre des objets de pansements il reste à passer en revue les médicaments topiques les plus usuels qui seront divisés, pour la clarté de la description, en topiques liquides, topiques mous et topiques pulvérulents. Les topiques liquides comprennent :

1° L'eau pure employée chaude ou froide, suivant les cas, et qui sert pour les pansements humides, dits pansements par imbibition, et pour l'irrigation continue. Le mode le plus simple du pansement par imbibition consiste à appliquer sur la région malade des compresses mouillées qui seront arrosées d'eau assez fréquemment pour être maintenues constamment humides, ou bien encore à recouvrir tout d'abord la région d'un linge fenêtré, percé de trous, sur lequel sera disposée une couche épaisse de charpie ou de gaze mouillée. Dans l'un et l'autre cas il sera toujours avantageux, pour entretenir l'humidité du pansement et faciliter son renouvellement, d'appliquer sur la compresse, sur la charpie ou sur la gaze une pièce de taffetas ciré, de baudruche, ou de gutta-percha laminée, en un mot d'un tissu souple et imperméable qui prévienne l'évaporation trop rapide de l'eau. En dernier lieu le pansement sera complété et fixé en place à l'aide d'une compresse de toile sèche et d'une bande roulée.

L'irrigation continue convient particulièrement aux plaies des membres par instruments contondants, et elle consiste à laisser couler sur la région blessée, sans interruption, un mince filet d'eau froide ou tiède. Pour établir méthodiquement le pansement par irrigation continue, voici comment il faut procéder : le membre blessé étant installé commodément dans une gouttière recouverte d'une toile cirée qui protège le lit et les parties saines, un vase rempli d'eau (seau en bois ou en zinc, fontaine à robinet, etc.), est placé sur un lieu élevé au-dessus du malade, soit sur la planchette du lit, soit sur un meuble voisin, ou bien suspendu aux traverses du lit de fer; dans ce vase plonge, par une de ses extrémités, un tube conducteur en verre ou en caoutchouc dont l'autre extrémité est amenée au-dessus et à une petite distance de la région malade, recouverte elle-même d'une compresse de toile ou de gaze; un second vase (seau ou terrine) est placé près du lit, sur le parquet, pour recevoir l'eau qui glisse sur la toile cirée de la gouttière dont les plis sont disposés de manière à conduire le liquide dans ce vase. L'appareil ainsi dressé il suffit, pour le mettre en marche, d'amorcer le tube, en aspirant l'eau, avec la bouche, par son extrémité libre; dès ce moment le liquide s'écoule de lui-même, régulièrement, et il ne reste plus qu'à en régler le débit, sous forme d'un mince filet d'eau, soit en resserrant l'extrémité du tube de caoutchouc avec une ficelle dont les bouts conduiront le liquide sur la blessure, soit en introduisant dans le tube de verre quelques brins de charpie ou un fragment d'éponge. L'irrigation ne donne des résultats vraiment avantageux qu'à la condition d'être continue et toujours égale; il faut donc, jour et nuit, veiller à remplir le réservoir d'eau et à assurer le fonctionnement régulier de l'appareil.

Dans la pratique chirurgicale l'eau s'emploie encore fréquemment à l'état de glace, fragmentée en morceaux de la grosseur d'une noix environ et contenue dans un sac imperméable en caoutchouc ou en baudruche qui est appliqué sur la région malade préalablement rasée, s'il y a lieu, et maintenu en place par un bandage. Ce mode de pansement, très énergique et souvent très efficace, réclame de la part des garde-malades une surveillance attentive, non seulement pour remplacer incessamment les morceaux de glace fondus à la chaleur du corps, mais surtout pour prévenir en temps opportun les fâcheux effets d'une réfrigération locale trop considérable ou trop prolongée qui se traduisent par une inflammation violente, voire même par la gangrène des tissus; et, pour ne pas exposer les malades à des accidents aussi regrettables il convient de ne jamais omettre d'interposer entre le sac de glace et la partie du corps qu'il recouvre une compresse de toile fine ou de gaze qui exerce une protection suffisante contre la gelure.

2° L'alcool et les liquides alcooliques ont été de tout temps préconisés pour les pansements des blessures : l'alcool pur à 90° et l'alcool camphré préparé avec 100 grammes de camphre pour 900 grammes d'alcool à 90° s'emploient comme l'eau pure à l'aide de compresses, de plumasseaux ou de boulettes de charpie bien imbibés; ils exercent sur les plaies une action préservatrice manifeste contre l'absorption des miasmes, sans les mettre totalement à l'abri des complications d'érysipèle et d'infection purulente; en outre, l'expérience démontre qu'ils possèdent le double inconvénient de retarder la cicatrisation et de provoquer de violentes souffrances surtout au moment des premiers pansements; il ne faut donc pas s'étonner qu'ils aient disparu de la pratique d'un grand nombre de chirurgiens et qu'ils ne soient plus guère utilisés de nos jours qu'avec une large addition d'eau comme topiques résolutifs dans les contusions et les plaies contuses. — L'eau-de-vie camphrée, solution de 100 grammes de camphre dans 3.900 grammes d'alcool à 60°, plus maniable, et moins douloureuse; la teinture alcoolique d'arnica, préparée par macération de 100 grammes de fleurs d'arnica dans 500 grammes d'alcool à 60°, servent aux mêmes usages, après addition d'eau par tiers ou par moitié. — Le vin aromatique, composé de 875 grammes de vin rouge pour 125 grammes d'alcoolat vulnéraire, est encore usité en fomentations toniques et résolutives dans les cas de contusions et d'engelures au premier degré, non ulcérées. — L'eau végéto-minérale, vulgairement désignée sous le nom d'eau-blanche, se prépare avec 20 grammes de sous-acétate de plomb liquide, 900 grammes d'eau, 80 grammes d'alcoolat vulnéraire, et sert journellement à mouiller les compresses, à arroser les cataplasmes appliqués sur les régions contusionnées, siège d'ecchymoses et de bosses sanguines, ou bien encore mélangée à l'eau, dans des proportions variables, pour l'irrigation continue.

3° A côté de ces divers topiques alcooliques, et bien au-dessus d'eux par leur valeur et leurs avantages antiseptiques, se placent les solutions d'acide phénique, d'acide borique, de chloral et de sublimé, dont la chirurgie contemporaine a définitivement adopté et vulgarisé l'usage, après de nombreuses et patientes recherches.

Les solutions phéniquées se trouvent habituellement dans les hôpitaux et les ambulances sous deux formes : la solution forte à 5 grammes pour 100 (soit 50 grammes d'acide phénique pour un litre d'eau), solution caustique, dangereuse, qu'il est d'usage de colorer en rouge pour éviter toute confusion, et qui ne s'emploie que pour laver vivement la surface des plaies, après une opération, ou pour faire baigner les instruments ou les éponges; — la solution faible, à 2gr,50 pour 100 (soit 25 grammes d'acide phénique pour un litre d'eau), plus inoffensive et plus maniable, et dont il convient encore de surveiller l'emploi avec attention, notamment dans les pansements des plaies de vaste étendue, sinueuses, anfractueuses, où son absorption trop active donnerait aisément lieu à des phénomènes d'intoxication. Les solutions d'acide phénique dans l'eau simple méritent toutes le reproche de produire, chez un grand nombre de sujets, une irritation douloureuse qui s'exerce non seulement sur les plaies et sur les régions voisines, mais aussi sur les mains de ceux qui opèrent ou qui pansent les blessés; l'addition de l'alcool à la solution aqueuse, dans la proportion de 10 pour 100, atténue notablement ce grave inconvénient; et la substitution de la glycérine à l'alcool est encore infiniment préférable. Pour la grande majorité des blessures que vous aurez à panser la solution phéniquée à 1 pour 100 sera très suffisante, et voici la formule que vous devez connaître et retenir comme une des plus recommandables pour l'usage ordinaire :

Acide phénique cristallisé.	10 grammes
Glycérine neutre.	30 —
Eau	960 —

L'acide borique, faiblement soluble, s'emploie le plus

souvent sous forme d'une solution à 3 grammes pour 100 (soit 30 grammes d'acide borique pour un litre d'eau), excellent remède facile à manier, point caustique, nullement irritant, qui rend les plus signalés services pour le pansement des plaies, pour les bains locaux dans les accidents inflammatoires spontanés ou consécutifs aux traumatismes, très usité dans la chirurgie oculaire, en lotions et lavages qui précèdent ou suivent les opérations pratiquées sur l'œil pour corriger le strabisme, pour extraire la cataracte, etc.

Le chloral, sous peine de garder une action irritante et même caustique, doit être largement dilué dans l'eau : la solution à 1 gramme pour 100 (soit 10 grammes de chloral pour un litre d'eau) trouve une application fréquente et avantageuse contre les plaies de mauvaise nature, envenimées, putrides, gangréneuses. contre les ulcérations scrofuleuses, qui ont besoin d'être détergées et dont il importe de ralentir et de modifier les secrétions.

Le sublimé corrosif ou deutochlorure de mercure, en solutions aqueuses ou alcooliques, possède au plus haut degré des propriétés antiseptiques qui expliquent et justifient l'immense faveur que lui accorde la chirurgie moderne; malheureusement l'emploi de ces solutions de sublimé n'est pas exempt de dangers et réclame une surveillance et une expérience telles que vous permettrez de ne pas insister sur leur usage qui doit rester exclusivement entre les mains des chirurgiens.

— Les topiques mous, les corps gras, les onguents, les pommades, jadis préconisés en nombre considérable pour le pansement des plaies, sont tombés de nos jours dans un discrédit absolument mérité. Le temps est venu de renoncer résolument à tous ces remèdes incertains et infidèles, qui encombreraient sans raison les caissons d'ambulance et les boîtes de secours, pour leur substituer les nouveaux topiques antiseptiques d'une supériorité incontestable; quelques-uns seulement, restés encore dans la pratique chirurgicale, feront l'objet d'une description succincte :

Le cérat simple, préparé avec 300 grammes d'huile d'amandes douces pour 100 grammes de cire blanche, susceptible de rancir et de s'altérer promptement, ne sert plus guère, à l'état frais, qu'aux pansements des vésicatoires, étalé avec la spatule sur une compresse de toile fine ou mieux sur une feuille de papier de soie; pour tous les autres usages il a été fort avantageusement remplacé par la vaseline blanche, inodore, inaltérable, obtenue par la distillation des goudrons de pétrole. La vaseline pure est très rarement utilisée dans les pansements; elle s'emploie à peu près constamment additionnée d'un médicament antiseptique sous forme de vaseline phéniquée, boriquée ou salicylée. La vaseline boriquée à 1/10e constitue un des meilleurs topiques. Retenez, entr'autres, la formule suivante qui vous rendra de fréquents services dans le pansement des plaies :

Acide borique tamisé	5 grammes.
Baume du Pérou	0,50 centigrammes.
Vaseline	45 grammes.

La glycérine neutre, pure ou additionnée d'un médicament antiseptique, et les glycérés c'est-à-dire les topiques composés de glycérine dans laquelle a été incorporée une autre substance médicamenteuse comme le sous-nitrate de bismuth, le tannin, l'oxyde de zinc, etc., ne possèdent aucun avantage sur la vaseline; ils lui seraient même très inférieurs en ce sens qu'ils acquièrent aisément des propriétés irritantes et douloureuses pour les blessés, si, au lieu d'être pure et neutre, la glycérine est acide, comme il arrive trop fréquemment.

L'onguent napolitain ou pommade mercurielle double se prescrit encore souvent, en frictions résolutives, au début des inflammations phlegmoneuses; il ne faut jamais oublier qu'elle provoque facilement une irritation locale ou généralisée parfois extrêmement vive, — qu'elle est aussi susceptible de déterminer par absorption des accidents de stomatite intenses avec salivation abondante, ulcérations des gencives et de la langue, — et que son emploi réclame à tous ces titres la plus rigoureuse surveillance.

L'emplâtre mercuriel de Vigo, étendu comme l'emplâtre de dyachylon sur des bandes de calicot, sert sous le nom de sparadrap de Vigo aux mêmes usages que le sparadrap de diachylon, taillé en pièces carrées ou en bandelettes pour le pansement des plaies et notamment des ulcérations atoniques des membres.

Les cataplasmes sont des topiques émollients qui agissent sur les régions malades par leur chaleur et par leur humidité, et dont la chirurgie des anciens a toujours fait largement usage. A la fin du XIXe siècle, ce nom de cataplasme n'est plus prononcé sans quelque hésitation : il a le privilège de soulever l'indignation de bon nombre de chirurgiens modernes, partisans exclusifs de l'antisepsie, qui ont impitoyablement banni de leur pratique l'emploi de cette antique bouillie de lin ou de fécule, facilement altérable, fermentescible, terrain tout préparé pour le développement des germes délétères.

Quoi qu'il en soit de cette opinion, peut-être empreinte de quelque exagération, le cataplasme n'a pas encore entièrement disparu de la thérapeutique chirurgicale, et il faut que vous possédiez des notions suffisantes pour sa préparation et ses usages.

Les cataplasmes sont dits simples ou composés selon qu'ils sont formés d'une seule ou de plusieurs substances actives. Les cataplasmes simples les plus usités se font avec les farines de graine de lin, de riz et de pommes de terre : ils se préparent soit en délayant la farine dans l'eau chaude, soit en la faisant cuire dans un vase de métal ou de terre après l'avoir délayée dans de l'eau à la température ordinaire. Le premier procédé est beaucoup plus commode et plus expéditif, et d'ailleurs fort peu inférieur au second. Quand la bouillie de lin ou de fécule est arrivée à une consistance convenable, bien homogène, il suffit de la verser sur le milieu d'une pièce de mousseline, de gaze, ou de vieux linge, où elle est étalée en une couche d'un centimètre et demi à deux centimètres d'épaisseur, puis de replier une première fois le linge sur lui-même à la surface de la pâte, et enfin de terminer en repliant encore en arrière ses quatre bords qui seront au besoin faufilés à grands points pour mieux fermer de toutes parts le cataplasme. Au moment d'appliquer un cataplasme il faut toujours s'assurer, avec le dos de la main, que sa température n'est pas trop élevée afin de ne pas s'exposer à brûler le malade; dans certains cas même le cataplasme devra être appliqué entièrement froid ou à une température très peu supérieure à celle de la région malade; et, comme il ne peut avoir une influence avantageuse qu'à la condition de rester souple et humide, vous n'omettrez pas de le recouvrir d'un morceau de taffetas ciré ou de gutta-percha laminée avant de le fixer en place par un bandage approprié à la région ou par quelques tours de bande. — Les cataplasmes composés se préparent comme les cataplasmes simples, dont ils ne diffèrent que par l'addition de diverses substances ou solutions médicamenteuses répandues à leur surface du côté qui sera en contact avec la peau : par exemple la farine de moutarde pour les cataplasmes sinapisés; — l'eau blanche pour les cataplasmes astringents; — le laudanum de Sydenham pour les cataplasmes calmants et narcotiques; — les solutions d'acide phénique ou d'acide borique pour les cataplasmes antiseptiques. Sous ses formes variées le cataplasme est appelé à rendre encore de nombreux services pour le soulagement de la douleur et pour la résolution des accidents inflammatoires; mais une précaution indispensable pour les cataplasmes de lin consiste à n'employer jamais que la farine de bonne qualité, récente, fraîchement moulue, sous peine de provoquer une irritation vive de la peau, et des éruptions érythémateuses ou pustuleuses accompagnées de cuissons et de démangeaisons fort pénibles.

Les topiques pulvérulents ont pour but : les uns d'absorber

les liquides et de protéger la peau contre le contact irritant des pièces de pansements ou des appareils, comme la poudre de lycopode et la poudre d'amidon; les autres de modifier la surface et les sécrétions ichoreuses, fétides, des plaies ulcéreuses, comme le charbon porphyrisé, la poudre de quinquina rouge, l'alun, le borax, le calomel et l'iodoforme. Ce dernier médicament, par son importance en thérapeutique chirurgicale, mérite surtout de retenir l'attention : l'iodoforme est un corps solide, cristallisé en lamelles brillantes, d'un jaune citrin, d'une odeur vive rappelant celle du safran, insoluble dans l'eau, très soluble dans l'alcool, l'éther, le chloroforme et les huiles, doué de propriétés anesthésiques, antiseptiques et cicatrisantes, qui le rendent particulièrement avantageux pour le traitement des plaies et des ulcères à marche chronique et de mauvaise nature; à l'état de poudre il sert encore fréquemment à recouvrir la ligne de réunion des plaies par instruments tranchants rapprochées par la suture. L'iodoforme s'emploie aussi incorporé au collodion élastique ou à la vaseline dans la proportion de 5 à 10 pour 100; sa solution, comme les solutions d'acide phénique, d'acide borique, d'acide salicylique, de sublimé corrosif, sert à imprégner des pièces d'ouate ou de gaze qui, après dessication, constituent des topiques d'une valeur inappréciable pour protéger les blessures contre la septicémie, l'infection purulente et l'érysipèle, pour prévenir ou modérer la suppuration et favoriser la cicatrisation dans les plus avantageuses conditions : désormais l'ouate et surtout la gaze iodoformée, phéniquée, boriquée, salicylée, au sublimé, ont leur place marquée dans le matériel des hôpitaux et des ambulances qui doivent en être amplement pourvus pour répondre aux besoins et aux exigences de la pratique journalière de la chirurgie moderne.

III

Les objets accessoires de pansement comprennent :

Des alèzes ou draps pliés en plusieurs doubles pour protéger le lit et les vêtements des blessés contre les souillures du sang, de la suppuration, etc. ; — des toiles et du taffetas cirés, de la gutta-percha laminée ; — des drains en caoutchouc et du catgut rendus aseptiques par l'immersion dans l'eau ou l'huile phéniquée, — des pelotes à épingles, — des tabliers, — des fils cirés ; — des éponges neuves, soigneusement lavées et désinfectées dans la solution forte d'acide phénique ; — des pulvérisateurs ; — des cerceaux en fer ou en bois pour soulever et soutenir les couvertures au-dessus des membres blessés ou fracturés ; — des vases ou bassins de différentes dimensions ; — un panier pour recevoir et enlever promptement les pièces d'appareil et de pansement qui, destinées à ne plus servir, ne doivent jamais séjourner dans les salles d'ambulance.

Dans les précédentes conférences, nous avons passé en revue les différentes variétés de blessures et les indications du traitement qui convient à chacune d'elles ; vous connaissez maintenant les instruments et les objets de pansements ; et vous possèderez ainsi les moyens de remplir une partie des fonctions et des devoirs qui incombent aux garde-malades. Déjà l'occasion s'est présentée de vous enseigner, chemin faisant, comment se pratiquent les pansements simples avec les topiques liquides, les topiques mous et pulvérulents : pansements à l'eau et à l'alcool ; — pansements avec les solutions antiseptiques, le cérat, la vaseline, l'iodoforme, etc. Il reste encore à vous initier plus complètement à l'application de certains pansements spéciaux, plus complexes, qui se distinguent entre tous par leur importance actuelle en chirurgie, tels que les pansements occlusifs des plaies, — le pansement ouaté d'Alphonse Guérin ou pansement antiseptique français, — le pansement de Lister ou pansement antiseptique anglais. Rappelez-vous, quel que soit le pansement, qu'il ne faut procéder à son application qu'après avoir soigneusement lavé et détergé la plaie avec une solution antiseptique, — enlevé les corps étrangers, — et suspendu autant que possible l'écoulement du sang.

Le *pansement par occlusion*, jadis préconisé par Chassaignac, trouve sa principale indication dans le traitement des plaies étroites et de petites dimensions, qui donnent peu de sang, et dont il importe de prévenir ou de ralentir la suppuration, par un appareil protecteur, comme les plaies des doigts, les plaies pénétrantes de la poitrine ou des articulations, et encore celles qui compliquent les fractures et les épanchements sanguins : il se fait avec des bandelettes de sparadrap de diachylon gommé de cinq à dix millimètres de largeur, au nombre de dix à quinze, assez longues pour dépasser par leurs extrémités les bords de la blessure et venir s'accoler à la peau cinq à six centimètres au delà de la surface saignante; les bandelettes sont imbriquées les unes sur les autres et entrecroisées en divers sens sur la plaie, de manière à la recouvrir entièrement sur tous les points et à lui constituer une sorte de cuirasse protectrice qui doit être laissée en place durant dix à quinze jours et même davantage, aussi longtemps, en un mot, que les bandelettes ne paraissent pas souillées par le sang ou par la suppuration, que le blessé n'accuse aucune douleur spontanée ou provoquée par la pression, et que le pansement n'exhale aucune odeur désagréable et fétide. Dans le cas contraire, il convient de décoller avec précaution la cuirasse de sparadrap et de procéder à une nouvelle application de bandelettes jusqu'à cicatrisation définitive de la plaie. Le pansement occlusif est complété par une couche de charpie et par une compresse de toile qui recouvre les bandelettes de sparadrap, et cette partie de l'appareil doit être chaque jour renouvelée et remplacée par une compresse blanche et un gâteau de charpie fraîche.

Le *pansement ouaté* date de l'année 1871; c'est à cette époque qu'un chirurgien des hôpitaux de Paris, M. Alphonse Guérin, s'inspirant des découvertes de M. Pasteur, eut le premier l'idée de l'appliquer à la thérapeutique chirurgicale pour soustraire les plaies accidentelles ou opératoires au contact nuisible de l'atmosphère ambiante et des germes organisés qu'elle renferme. Le but principal du pansement ouaté est donc de filtrer l'air qui n'arrive plus à la surface des plaies qu'à l'état de pureté parfaite et entièrement débarrassé de ses agents d'intoxication, en traversant une couche épaisse de coton; ses autres avantages dérivent de la compression régulière qu'exerce l'ouate tassée par un bandage circulaire fortement serré, — de l'immobilisation complète de la plaie, — de la température égale et suffisamment élevée au niveau de la région blessée, — et enfin de la rareté des pansements.

L'ouate employée pour le pansement se taille dans toute la longueur du rouleau par bandes qui mesurent une largeur de vingt à trente centimètres; elle doit être neuve, vierge, sans avoir jamais servi à un autre usage et même sans avoir jamais séjourné dans un milieu infecté comme les salles d'un hôpital ou une ambulance de blessés : les paquets d'ouate ne seront donc apportés et ouverts qu'au moment de faire le pansement.

Ces précautions prises, vous commencerez par appliquer sur la plaie une première pièce d'ouate, carrée, épaisse, qui la déborde largement en tous sens, puis vous enroulerez les autres bandes d'ouate circulairement autour du membre jusqu'à ce qu'il en soit entièrement recouvert; de nouvelles lames de coton seront encore entassées les unes sur les autres, entrecroisées en divers sens ou superposées de manière à tripler au moins le volume du membre ; la quantité d'ouate nécessaire pour le pansement variera, suivant les cas, de cinq cents grammes à deux kilogrammes. Quand la couche de coton sera suffisamment épaisse, vous la fixerez par une première bande de toile neuve, résistante, dont les tours, très peu serrés, resteront à quelque distance les uns des autres, puis vous appliquerez une seconde bande dont les tours seront conduits dans les intervalles des premiers et en même temps plus fortement serrés; finalement, l'appareil sera complété par d'autres bandes de toile, disposées circulairement ou longitudinalement autour du membre, avec une constriction graduelle et croissante, assez énergique pour que le volume du pansement soit réduit de moitié. Ne craignez pas de multiplier les tours de bandes, circulaires ou longitudinaux, pour mieux assurer la solidité d'un appareil qui n'est pas destiné à être souvent renouvelé : 150 à 200 mètres de bandes, mesurant 0m,06 de largeur, seront souvent nécessaires, parce qu'il faut toujours que le pansement ouaté dépasse largement les limites de la région blessée ou opérée; ainsi, dans les amputations du pied ou de la jambe, le bandage doit remonter au-dessus du genou; dans celles de la main et de l'avant-bras, au-dessus du coude, etc. Après un pansement ouaté convenablement fait, le membre qui est le siège du traumatisme ou le moignon d'amputation peut être soulevé et déplacé en toutes directions sans que le malade éprouve la moindre douleur, avantages dont vous comprenez toute l'importance en temps de guerre, pour le transport des blessés et l'évacuation des opérés sur des ambulances éloignées du champ de bataille où ils achèveraient à loisir leur convalescence, sous votre direction ; à moins de complications telles qu'une hémorrhagie, ou une fièvre traumatique trop intense qui s'accuserait par une élévation de la température prise avec le thermomètre, l'appareil restera aisément en place pendant quinze, vingt et même vingt-cinq jours sans avoir besoin d'être renouvelé;

durant toute cette période, votre rôle consisterait à surveiller avec soin le pansement pour ajouter de nouvelles bandes de toile très vigoureusement serrées si les premières menaçaient de glisser ou de se relâcher, ou bien pour recouvrir avec des lames de coton neuves et quelques tours de bandes les points de l'appareil qui viendraient à être traversés et souillés par la sérosité sanguinolente et par la suppuration. Il n'est point rare, à l'ablation du premier pansement, de trouver la blessure ou la plaie d'opération presque entièrement cicatrisée; dans le cas contraire, il conviendrait de renouveler complètement l'appareil, selon le même procédé et avec les mêmes précautions.

A côté de ses avantages incontestables, le pansement ouaté présente aussi quelques défauts qui ont, sans nul doute, contribué à retarder et à restreindre sa vulgarisation dans la pratique chirurgicale : l'énorme masse d'ouate et l'immense longueur de bandes qu'il exige le rendent fort dispendieux; il réclame, pour être correctement établi, beaucoup de temps et de soins; il a besoin, pour la sécurité des opérés, d'une surveillance incessante afin de reconnaître de bonne heure l'hémorrhagie qui viendrait à se produire insidieusement sous ce volumineux appareil — ou de surprendre le développement de quelque complication latente, révélée seulement par la fièvre et par l'élévation de la température prise avec le thermomètre plusieurs fois par jour; aussi verrons-nous sans étonnement la majorité des chirurgiens préférer au pansement antiseptique français de M. Alph. Guérin le pansement antiseptique anglais du professeur Lister. Le chirurgien d'Édimbourg, pour créer son nouveau procédé de pansement, s'est inspiré des mêmes idées théoriques que le chirurgien de Paris, empruntées aux mémorables découvertes de M. Pasteur; mais, tandis que M. Guérin s'efforce d'empêcher les germes infectieux d'arriver au contact des plaies, le professeur Lister se propose de les détruire au passage partout où ils se trouvent dans l'air ambiant : il opère au milieu d'une atmosphère artificielle, aseptique, obtenue par une large pulvérisation phéniquée, et prend soin de nettoyer préalablement toute la région malade ou blessée avec la solution forte d'acide phénique (à 5 pour 100), qui est aussi utilisée pour imprégner d'avance les pièces de pansement, laver les instruments et désinfecter les éponges; en même temps le chirurgien, les aides, les infirmiers plongent leurs mains dans la solution faible (à 2 gr. 50 pour 100) et renouvellent ce lavage toutes les fois qu'ils se sont éloignés pour un motif quelconque du nuage antiseptique au sein duquel l'opération va s'exécuter. Rappelons, à ce propos, qu'en France bon nombre de chirurgiens soutiennent que cette atmosphère artificielle, phéniquée, enveloppant tout le champ opératoire, n'est point indispensable et ont pris la coutume de s'en passer sans préjudice pour les blessés.

Dès que l'opération est terminée, la surface sanglante de la plaie est lavée rapidement avec la solution forte d'acide phénique (à 5 pour 100); ses bords opposés sont exactement affrontés à l'aide d'un double plan de sutures profondes et superficielles; puis le chirurgien ou ses aides procèdent à l'application du pansement proprement dit qui comprend :

1° Le *protective*, sorte de taffetas vert revêtu de vernis copal et de dextrine, taillé sous forme d'une bandelette large de deux centimètres et de la longueur même de la plaie qu'elle est destinée à recouvrir suivant la ligne de réunion et à préserver du contact irritant de l'acide phénique; au moment d'être mise en place, la bandelette de protective sera trempée un instant dans la solution phéniquée faible (à 2gr,50 pour 100), précaution indispensable pour qu'elle ne porte sur les lèvres réunies de la plaie aucun germe infectieux; — 2° quelques morceaux de *gaze phéniquée*, découpés en bandes de dix centimètres de largeur, qui seront préalablement humectés avec la solution faible, légèrement exprimés, et finalement disposés par couches plus ou moins épaisses sur le protective; — 3° la *pièce principale* composée de huit feuillets de gaze phéniquée superposés, imprégnés de la solution faible, assez larges pour dépasser sur tous les points les limites de la plaie et les pièces sous-jacentes; — 4° le *mackintosh*, de même dimension, pièce d'un tissu imperméable fait de coton et de caoutchouc, qui se place entre le septième et le huitième feuillet de gaze antiseptique, avec la précaution de tourner sa face lisse du côté de la plaie. Une épaisse couche d'ouate, quand l'indication se présente d'exercer une action compressive, et des bandes de gaze antiseptique servent à compléter et à assujettir le pansement qui devra être plus ou moins souvent renouvelé tous les jours, par le même procédé, et avec la même rigueur de propreté et de soins minutieux. Le pansement de Lister ne s'applique pas seulement aux plaies opératoires, aux amputations ou résections des membres; il convient encore aux blessures accidentelles récentes, voire même aux plaies anciennes, fistuleuses et déjà en pleine suppuration, quand elles auront été au préalable grattées avec la cuillère tranchante, débarrassées des granulations ou des fongosités qui les recouvrent et des germes infectieux qui se sont déposés et accumulés à leur surface.

En résumé, le pansement simple, à l'eau ou à l'alcool, à la vaseline, avec les agglutinatifs, conviendra surtout aux plaies et blessures de petites dimensions qui ont une tendance manifeste à la guérison spontanée, en réservant la balnéation et l'irrigation continue pour les plaies fortement contuses, à grand fracas, des membres supérieurs ou inférieurs; — le pansement occlusif avec les bandelettes de sparadrap de diachylon s'appliquera de préférence aux plaies des doigts et aux ulcérations variqueuses des jambes; — le pansement ouaté de M. Alph. Guérin trouvera l'indication la plus précise dans les cas de brûlures très étendues, de fractures ou de luxations compliquées, à la suite des traumatismes de guerre ou opératoires quand les malades doivent être de bonne heure transportés dans des ambulances lointaines; — enfin le pansement antiseptique du professeur Lister, modifié selon les circonstances, s'imposera comme pansement de protection pour l'immense majorité des plaies accidentelles ou chirurgicales traitées dans l'atmosphère infectée de l'hôpital ou de l'ambulance et exposées de ce fait aux complications redoutables de la septicémie.

BANDAGES

Le nom de *bandage* désigne l'arrangement méthodique d'une ou de plusieurs pièces de pansement sur une région du corps. Les bandages ont pour but soit de maintenir et d'assujettir un pansement (bandages contentifs), — soit d'exercer une compression (bandages compressifs); — ils sont nommés *bandages simples* quand ils sont faits avec une seule pièce de pansement (bande, morceau de toile ou de gaze, etc.); ils s'appellent *bandages composés* lorsqu'ils sont formés par plusieurs pièces de pansement (compresses, bandes d'ouate, de gaze, ou de toile, réunies entre elles ou superposées).

Application des bandes. — Savoir appliquer une bande est la condition première et inéluctable pour établir correctement un bandage. Une fois en possession de cette notion capitale que vous acquerrez surtout par l'exercice et la pratique, nul doute que vous ne sachiez promptement exécuter et au besoin improviser toute la série, réglementée ou non, des bandages et déligations qui ne seront plus qu'un jeu entre vos mains exercées d'avance à une foule de travaux plus délicats.

Pour appliquer une bande, de la main droite vous prenez le globe à pleine main ou par ses deux bouts entre le pouce et le médius; de la main gauche vous saisissez le chef initial entre le pouce et l'index qui servent en même temps à le fixer solidement sur un point de la région à recouvrir; à ce moment la main droite conduit la bande de gauche à droite, en la déroulant lentement, de manière à lui faire exécuter un premier tour ou circulaire qui la ramène à son point de départ; les doigts de la main gauche sont alors vivement retirés tandis que la main droite serre le plein de la bande sur le chef initial qui se trouve ainsi définitivement fixé en place; par mesure de précaution vous ajouterez au premier circulaire un ou deux tours nouveaux pour assujettir solidement le chef initial et prévenir tout glissement du bandage, puis vous continuerez à appliquer la bande de la même manière en prenant soin que chaque circulaire recouvre une partie (la moitié ou le tiers) du circulaire précédent. Durant cette manœuvre vous veillerez constamment à ne dérouler la bande que sur une faible étendue à mesure que vous procéderez à son application, et aussi à la tenir toujours bien tendue avec la main droite, sinon vous ne parviendriez qu'à faire un bandage lâche et défectueux qui se déplacerait au premier mouvement du blessé. Enfin, quand vous aurez épuisé toute la longueur du globe, il ne vous restera plus qu'à fixer le chef terminal soit avec une épingle dont vous n'omettrez jamais de cacher soigneusement la pointe sous les derniers tours de bande, soit par un lien, ou mieux encore par un point de couture. D'autres procédés servent encore, — plus rarement, — à fixer le chef terminal : ils consistent tantôt à fendre ce chef sur une longueur suffisante pour nouer les deux languettes autour de la région; tantôt à laisser pendre, au début de l'application de bande, le chef initial sur le côté du membre, et à le nouer avec le chef terminal par un nœud à rosette, quand le bandage est terminé.

Des *renversés*. — Sur les régions inégales, de forme conique, dont le volume varie à diverses hauteurs, le procédé ordinaire d'application des bandes ne serait plus praticable sans des inconvénients sérieux : à la jambe, à l'avant-bras, par exemple, la bande roulée de bas en haut suivant la méthode habituelle presse inégalement sur le membre; elle n'y appuie que par un de ses bords, tandis que l'autre bord se soulève et laisse un écartement, désigné sous le nom de *godet*, préjudiciable à la solidité du bandage et susceptible de gêner le malade. Les godets doivent donc être évités avec le plus grand soin et vous y parviendrez par l'artifice très simple qui consiste à faire des renversés sur le trajet de la bande partout où l'inégalité de volume de la région réclame cette modification; et voici comment il convient d'opérer : avec deux doigts de la main gauche vous maintenez solidement le plein de la bande tandis que la main droite fait exécuter au globe un demi-tour de manière à plier sur elle-même la face externe de la bande et à la renverser obliquement de la partie la plus saillante vers celle qui est moins volumineuse; à ce moment vous tirez assez fortement sur la bande pour serrer le renversé au degré convenable et vous poursuivez l'application du bandage par le même procédé en vous guidant sur la forme et le volume variables de la région à recouvrir.

Bande à deux globes. — Pour appliquer une bande à deux globes, vous prenez un globe de chaque main et vous portez le plein de la bande sur la région où le bandage doit commencer; vous déroulez simultanément les deux globes en les conduisant de façon à ce qu'ils viennent se croiser en un point diamétralement opposé au point de la première application; là, vous les entrecroisez en les changeant de main, et par un renversé du supérieur sur l'inférieur vous prévenez la formation des plis que produirait l'entrecroisement; puis les globes sont ramenés au point de départ où vous les entrecroisez de nouveau, et ainsi de suite jusqu'à l'entier épuisement de la bande. Enfin, dans les cas où les deux globes ne seront pas égaux, le plus volumineux servira en dernier lieu à fixer par un ou deux circulaires le chef terminal du plus petit globe qui se trouvera épuisé le premier.

Règles générales. — L'application d'un bandage, quelles que soient sa variété et sa destination, doit être dirigée suivant des règles générales qui se résument dans les propositions suivantes :

1° Placer le malade dans une position commode à la fois pour lui et pour l'opérateur ;

2° Donner aux bandes, pour chaque cas particulier, un degré de constriction convenable, ni trop faible parce que le bandage se déplacerait vite et manquerait son but, ni trop forte parce qu'il provoquerait des accidents graves, de la gangrène par compression, ou tout au moins des souffrances inutiles ;

3° Appliquer toujours les bandages de bas en haut, de l'extrémité d'un membre vers sa racine, afin d'éviter la stase sanguine et l'engorgement des parties les plus déclives ;

4° Veiller rigoureusement, — pour les bandages compressifs, — à ne laisser entre les tours de bandes aucun point des téguments qui ne soit totalement recouvert, pour prévenir des pincements et des étranglements douloureux de la peau et des tissus sous-jacents.

Une dernière recommandation : le bandage terminé, passez minutieusement en revue toutes ses pièces ; contrôlez sévèrement votre œuvre, surtout si le blessé accuse quelque gêne ou quelque souffrance ; n'hésitez pas à renouveler l'appareil jusqu'à ce qu'il réunisse les conditions d'une application méthodique et d'une solidité suffisante sans exclure l'élégance, et rappelez-vous, en thèse générale, les paroles d'Ambroise Paré qui a dit excellemment : « qu'après avoir appliqué un bandage, on doit voir si on l'a fait comme il faut, s'il est beau à voir, afin de contenter le malade et les assistants ; car chacun, dans sa profession, doit embellir son ouvrage autant que possible lui sera ».

Abordons maintenant la description des principaux bandages simples ou composés :

1° BANDAGES SIMPLES

Les *bandages simples*, c'est-à-dire formés par une seule pièce de pansement, comprennent : les bandages *circulaires*, — *obliques*, — *spiraux*, — *croisés en huit de chiffre*, qui se font avec une bande, — et les bandages *pleins* dans lesquels la bande est remplacée par une pièce de linge.

Bandages circulaires. — Le bandage circulaire est constitué par des tours de bande horizontaux qui se recouvrent à peu près complètement; c'est le plus simple de tous les bandages ; il s'applique avec une bande roulée à un ou deux globes, dont la longueur et la largeur sont proportionnées au volume de la région à recouvrir ; destiné à maintenir des topiques ou des pièces d'appareil, il doit être médiocrement serré ; quand il servira pour la saignée du bras ou de la jambe, sa constriction devra être assez énergique pour arrêter la circulation veineuse sans interrompre la circulation artérielle. Examinons ses variétés, suivant les régions du corps.

Circulaire du front et des yeux. — Bande longue de 2 à 3 mètres et large de 4 à 5 centimètres.

Placer et retenir le chef initial sur un des points du crâne; faire des circulaires horizontaux autour de la tête et fixer le chef terminal avec une épingle ou par un point de couture. Le bandage sert à maintenir des topiques sur le front, les yeux, les tempes ou encore un bandeau flottant destiné à préserver l'œil du contact de la lumière et de l'action de l'air et des corps étrangers.

Circulaire du cou. — Bande longue de 1 à 2 mètres et large de 5 à 6 centimètres. Tenir le globe de la main droite ; appliquer de la main gauche le chef initial sur un des points du cou ; faire des circulaires horizontaux assez lâchement serrés pour ne pas gêner la circulation veineuse et la respiration; fixer le chef terminal avec une épingle.

Circulaire de la poitrine et de l'abdomen. — La bande est, dans ce cas, presque constamment remplacée par un bandage de corps dont l'application sera décrite plus loin.

Circulaire d'un doigt ou d'un orteil. — Bande longue de 30 à 50 centimètres et large de 2 centimètres. — Laisser pendre le chef initial; faire les circulaires, et nouer ensemble les deux chefs; — ou bien recouvrir le chef initial par les circulaires et fendre longitudinalement le chef terminal dont les deux languettes, renversées l'une à droite et l'autre à gauche, seront nouées ensemble; — ou encore fixer le bandage avec un fil conduit circulairement autour de la bande.

Circulaire de l'avant-bras et du bras. — Bande longue de 1 à 2 mètres et large de 4 à 5 centimètres. Commencer l'application du bandage par des circulaires horizontaux et faire des renversés à mesure que la bande s'élève sur l'avant-bras.

Circulaire de la jambe et de la cuisse. — Bande longue de 2 mètres et large de 5 à 6 centimètres. Même procédé que pour le bandage précédent.

Bandages obliques. — Les bandages obliques ne diffèrent des bandages circulaires que par la direction des circonvolutions; ils ne servent guère qu'à maintenir des topiques ou des pièces d'appareil sur le cou et dans l'aisselle, et s'appliquent de la façon suivante : Bande longue de 5 à 6 mètres et large de 5 à 6 centimètres; placer le chef initial sur une des épaules (du côté où le topique doit être maintenu); conduire la bande sous l'aisselle du côté opposé, et la ramener au point de départ en passant par le dos; continuer de la même manière jusqu'à l'épuisement de la bande et fixer le chef terminal avec une épingle. Dans le cas où l'extrémité de la bande se terminerait dans l'aisselle, il conviendrait de la replier sur elle-même pour la fixer sur la partie antérieure de la poitrine. Ce bandage oblique, qui ne peut être que faiblement serré, a l'inconvénient de se déplacer trop aisément et de prendre sous l'aisselle la forme d'une corde dont la pression devient promptement douloureuse : il sera donc souvent remplacé avantageusement par un bandage plein.

Bandages spiraux. — Le bandage spiral est celui dont les circonvolutions sont disposées en spire, en pas de vis; chaque circonvolution a reçu le nom de *doloire;* et, suivant que les circonvolutions se touchent seulement par leurs bords, se recouvrent à moitié, ou restent écartées les unes des autres, le bandage est dit spiral continu, — spiral imbriqué, — ou spiral écarté. Le bandage spiral continu ou écarté suffira pour maintenir l'application d'un topique; au contraire, s'il s'agit d'exercer une compression, le spiral imbriqué sera choisi de préférence aux deux autres. Les bandages spiraux s'appliquent le plus souvent sur les membres; et, dans tous les cas, ils doivent, pour la solidité de l'appareil, être commencés et terminés par quelques tours circulaires.

Spiral d'un doigt. — Bande longue de 2 mètres et large de 2 centimètres. Faire avec le chef initial deux circulaires autour du poignet; conduire la bande sur le dos de la main jusqu'à la base du doigt et gagner son sommet par quelques spiraux très écartés; en ce point décrire deux ou trois circulaires plus serrés; descendre par des spiraux imbriqués du sommet à la base du doigt; ramener la bande sur le dos de la main jusqu'au poignet et terminer là par quelques circulaires. — Le spiral d'un orteil s'appliquerait de la même façon. — Ce bandage sert à fixer des topiques sur les doigts ou les orteils; à maintenir une luxation ou une fracture des phalanges préalablement recouvertes de compresses graduées et de petites attelles à la face dorsale et à la face palmaire ; ou à suspendre l'hémorrhagie consécutive à la blessure d'une des artères collatérales qu'il serait bon de comprimer, au niveau de la solution de continuité, avec une étroite compresse pliée en plusieurs doubles.

Spiral de tous les doigts ou gantelet. — Bande longue de 12 mètres et large de 2 centimètres. Commencer l'application du bandage par le pouce ou le petit doigt selon le procédé ordinaire ; de la base du doigt conduire le globe sur le dos de la main jusqu'au poignet, et là faire un circulaire ; passer sur le dos de la main pour gagner le doigt suivant ; et ainsi de suite jusqu'à ce que tous les doigts soient pourvus l'un après l'autre du bandage spiral ; terminer par des circulaires autour du poignet. — Ce bandage sert à prévenir l'infiltration et l'œdème douloureux des doigts quand il faut établir une forte compression sur un segment du membre supérieur ; à maintenir des topiques sur les doigts ; et, dans les cas de brûlures, par exemple, à empêcher les adhérences vicieuses des doigts entre eux. Le même bandage s'appliquerait aux orteils en faisant les circulaires autour de la partie inférieure de la jambe.

Spiral de la main. — Bande longue de 1 mètre 50 et large de 3 centimètres. Fixer le chef initial sur le dos de la main par deux circulaires au niveau de la racine des doigts ; monter vers le poignet en décrivant des spiraux ; faire, au niveau du pouce, un renversé de manière à monter au-dessus de sa base ; terminer par des circulaires autour du poignet.

Spiral de l'avant-bras. — Bande longue de 2 mètres et large de 4 centimètres. Commencer par deux circulaires autour du poignet ; monter sur l'avant-bras en décrivant des spiraux et en faisant des renversés imbriqués (de haut en bas dans les points où le membre augmente de volume, — de bas en haut, au niveau du coude, où le volume du membre diminue) ; terminer par des circulaires autour de la partie inférieure du bras. — Pour un spiral écarté, les renversés seraient inutiles.

Le *spiral du bras* s'applique par le même procédé que celui de l'avant-bras ; il commence au-dessus du coude et se termine au voisinage de l'aisselle.

Au membre inférieur, les *spiraux de la jambe et de la cuisse* se font comme ceux de l'avant-bras et du bras au membre supérieur.

Spiral du pied. — Bande longue de 2 mètres et large de 4 centimètres. Appliquer le chef initial sur la malléole interne ; conduire le globe sur le talon, puis sur la malléole externe, et enfin en avant de l'articulation tibio-tarsienne, de manière à décrire un bandage circulaire qui embrasse le talon ; passer sur la plante du pied ; revenir sur la face dorsale pour gagner l'extrémité inférieure de la jambe, en arrière du tendon d'Achille ; conduire une seconde fois la bande de la même manière en se rapprochant du bandage circulaire du talon et en faisant des renversés sur le côté externe du pied. Le talon entièrement recouvert, conduire obliquement la bande jusqu'au niveau de la racine des orteils ; en ce point faire deux circulaires ; monter jusqu'au cou-de-pied par des spiraux imbriqués et renversés de haut en bas ; diriger la bande vers la partie inférieure de la jambe et là terminer par quelques circulaires. La difficulté de ce bandage consiste à recouvrir bien complètement le talon.

Le *bandage roulé de tout un membre* se ferait en appliquant successivement, — de l'extrémité du membre vers sa racine, — les divers bandages spiraux que nous venons de décrire séparément pour chaque segment.

Bandages croisés ou en huit de chiffre. — Les bandages croisés sont ceux qui, par l'entrecroisement de la bande, figurent un huit de chiffre ; ils s'appliquent avec une bande roulée à un ou à deux globes, et constituent généralement des bandages contentifs. Les plus usités sont les suivants :

Huit du coude ou bandage de la saignée. — Bande longue

de 2 mètres. Tenir le bras malade avec la main gauche placée sous le coude ; le pouce, resté libre, maintient sur la plaie veineuse une compresse mouillée, triangulaire, pliée en deux doubles; fléchir l'avant-bras au quart environ. De la main droite placer la bande au côté externe du bras, au-dessus du coude ; conduire le globe en avant de l'articulation sur la petite compresse et y maintenir la bande avec le pouce de la main gauche; diriger la bande au côté interne de l'avant-bras, au-dessous du coude ; passer en dehors et conduire la bande sur la compresse de dehors en dedans et de bas en haut, en croisant le premier jet de bande.

Passer sous le bras, au-dessus du coude, et ramener le globe sur le côté externe du bras où il fixe le chef initial ; continuer de la même manière jusqu'à épuisement de la bande. Fixer le chef terminal avec une épingle ou mieux achever le bandage en nouant le chef terminal avec le chef initial laissé libre sur une longueur de 20 centimètres au côté externe du bras.

Ce bandage sert ordinairement à arrêter le sang après une saignée du bras.

Huit du poignet et du pouce. — Spica du pouce. — Bande longue de 2 mètres et large de 1 centimètre et demi. Faire deux circulaires autour du poignet en commençant par la face palmaire et en allant du bord cubital au bord radial ; descendre sur la face palmaire du premier métacarpien ; remonter entre le pouce et l'indicateur sur la face dorsale du même os en croisant la première circonvolution ; faire un nouveau circulaire autour du poignet et continuer le bandage de la même manière jusqu'à épuisement du globe. Fixer le chef terminal au niveau du poignet.

Huit du poignet et de la main. — Bande longue de 2 mètres et large de 3 centimètres. Faire deux circulaires autour du poignet ; porter obliquement la bande vers la base des doigts qui seront entourés, à l'exception du pouce, d'un circulaire horizontal ; reporter le globe autour du poignet en croisant le premier jet, et continuer le bandage jusqu'à épuisement de la bande. — Les croisés se feront sur le dos (*huit postérieur*) ou sur la paume de la main (*huit antérieur*) suivant qu'il s'agira de maintenir un pansement à la face dorsale ou à la face palmaire de la main.

Huit postérieur du genou. — Bande longue de 4 mètres et large de 4 centimètres. Faire deux circulaires horizontaux au-dessus du genou; descendre obliquement derrière le jarret; faire un circulaire au-dessous du genou; revenir derrière le jarret en croisant le premier jet; ramener la bande au-dessus du genou et continuer jusqu'à épuisement du globe.

Pour le *huit antérieur du genou,* — plus rarement employé, — les jets obliques s'entrecroiseraient en avant sur la rotule.

Huit du cou-de-pied. — Bandage de l'étrier. — Bande longue de 2 à 3 mètres et large de 4 centimètres. Le talon du malade placé sur le genou de l'opérateur, appliquer le chef initial sur la partie inférieure de la jambe et faire deux circulaires horizontaux; porter le globe sur le dos du pied pour gagner la plante; faire un circulaire du pied, ou plus simplement passer sur la plante du pied et remonter immédiatement sur la face dorsale en croisant obliquement le premier jet en avant de l'articulation tibio-tarsienne; faire un nouveau circulaire autour de la jambe et continuer le bandage par le même procédé.

Croisé du cou et de l'aisselle. — Bande longue de 4 mètres et large de 5 à 6 centimètres. Même procédé que précédemment : un des anneaux du huit embrasse le cou et l'autre l'aisselle; les croisés se font sur la partie supérieure de l'épaule.

Huit d'une épaule et de l'aisselle du côté opposé. — Spica de l'épaule. — Bande longue de 8 mètres et large de 4 à 5 centimètres. Garnir les aisselles avec de la charpie brute ou du coton cardé pour rendre le bandage plus solide et plus tolérable. Faire deux ou trois circulaires autour du bras du côté malade, de dehors en dedans et d'avant en arrière; remonter derrière, puis sur l'épaule du côté malade; conduire la bande sous l'aisselle du côté sain en passant sur la partie antérieure de la poitrine, puis sous l'aisselle du côté malade en passant derrière le dos, — derrière, au-dessus et en avant de l'épaule du même côté; continuer les huit de chiffre jusqu'à épuisement de la bande et fixer le chef terminal sur la partie antérieure de la poitrine.

Ce bandage peut être exécuté avec une bande à deux globes : placer le plein de la bande sous l'aisselle du côté malade; croiser les deux globes sur l'épaule du même côté; conduire les globes à l'aisselle du côté sain en passant l'un en avant et l'autre en arrière de la poitrine.

Huit antérieur ou postérieur des épaules. — Chaque anneau du huit embrasse une des épaules, et les croisés se font à la partie antérieure ou à la partie postérieure de la poitrine.

Croisé du cou et de la tête. — Un des anneaux du huit entoure la tête, l'autre le cou et les croisés se font sur la nuque.

Croisé d'un œil; monocle. — Bande longue de 4 à 5 mètres et large de 4 à 5 centimètres. Faire deux ou trois circulaires autour du front; puis de la nuque conduire la bande sous l'oreille du côté malade et sur la joue du même côté, vers le grand angle de l'œil; au niveau du front faire un renversé pour reprendre la direction horizontale et décrire un circulaire autour du front; recommencer le tour oblique par la nuque, l'oreille, la joue et l'œil du côté malade; terminer le bandage par des circulaires horizontaux autour de la tête.

Croisé des deux yeux; binocle. — Couvrir tout d'abord un œil par le procédé ordinaire, et ensuite l'autre œil, mais cette fois en descendant avec la bande du front sur l'œil, sur la joue, sous l'oreille et sur la nuque. — Ce bandage peut encore se faire, plus solidement, avec une bande à deux globes, longue de 8 mètres et large de 4 à 5 centimètres : appliquer le plein de la bande sur le front ; croiser les deux chefs à la nuque ; faire un ou deux circulaires ; puis, partant de la nuque, conduire chacun des deux chefs au-dessous des oreilles, passer sur les joues et faire un entrecroisement sur le front, de là continuer le bandage comme précédemment, et quand un des deux globes inégaux se trouve épuisé, terminer le bandage en faisant avec l'autre globe des circonvolutions horizontales autour de la tête.

Croisé simple de la mâchoire inférieure; chevestre simple. — Bande longue de 6 mètres et large de 4 à 5 centimètres : appliquer le chef initial sur le front et faire deux circulaires autour de la tête; au niveau d'une des tempes, fixer la bande avec la main gauche ou par une épingle et faire un renversé pour conduire le globe au-devant de l'oreille, puis sous le menton et remonter au-devant de l'oreille opposée sur le sommet de la tête; passer sur le renversé et décrire ainsi deux ou trois circulaires verticaux; enfin, au niveau de la tempe, faire un nouveau renversé pour reprendre la direction horizontale et terminer par quelques circulaires autour de la tête.

Bandages pleins. — Les bandages pleins sont ceux qui sont faits avec des pièces de linge sans division; ils diffèrent par ce dernier point des bandages composés qui se font avec des pièces de linge divisées. Les pièces de linge affectent généralement la forme triangulaire ou carrée. Un des bandages pleins les plus usuels est l'écharpe triangulaire.

Petit plein de l'avant-bras ou de la main. — Petite écharpe. — Pièce de linge pliée en travers sur la longueur pour recevoir la main et l'extrémité inférieure de l'avant-bras; les deux chefs sont fixés par des épingles aux vêtements du malade.

Plein de l'avant-bras et du coude. — Moyenne écharpe. — Pièce de linge carrée, pliée en triangle comme un fichu, dont le plein supporte l'avant-bras et le coude tandis que les deux extrémités sont nouées autour du cou.

Grande écharpe. — Pièce de linge d'un mètre carré, pliée en triangle : placer la base du triangle horizontalement sur la poitrine et nouer ses deux extrémités en arrière sur le côté opposé au côté du bras malade; l'avant-bras fléchi sur le bras et reposant sur la poitrine, relever les angles du sommet et les porter sur l'épaule du côté malade pour les fixer en arrière à la partie horizontale du triangle avec des épingles ou par un point de couture, ou bien encore à l'aide d'un bout de bande servant de bretelle.

Triangle bonnet du crâne. — Mouchoir plié en triangle; placer la base du triangle sur le front; diriger le sommet vers la nuque et l'y fixer par les deux extrémités de la base du triangle qui sont entrecroisées en ce point et réunies en avant par un nœud, si le mouchoir est assez long, et dans le cas contraire par deux épingles. — Pour éviter les plis parfois très gênants, formés par l'entrecroisement sur la nuque, le bandage pourra être appliqué en sens inverse c'est-à-dire de la nuque vers le front, avec la précaution de ne pas faire le nœud dans la région occipitale, mais d'étaler les deux chefs en triangle et de les fixer avec des épingles. — Le triangle bonnet s'appliquerait de la même manière sur l'extrémité d'un moignon, au talon, aux yeux, sur l'épaule, etc.

Bandage de corps. — Bande large de 20 centimètres ou serviette pliée suivant sa plus grande largeur, assez longue pour faire le tour du tronc : glisser la partie médiane du bandage au-dessous du corps du malade, soulevé au besoin par un aide; ramener les deux extrémités en avant et les fixer l'une à l'autre avec des épingles solides ou mieux par quelques points de couture, en prenant soin de tendre convenablement le bandage pour prévenir la formation de plis qui gêneraient ou blesseraient le malade; terminer par l'adjonction de deux bouts de bande attachés en avant et en arrière, sous forme de bretelles qui préviendront le glissement et le déplacement du bandage. — C'est un bandage des plus employés et des plus faciles à appliquer; il sert notamment à maintenir des topiques sur la poitrine ou sur le ventre et pour immobiliser les fragments des côtes fracturées jusqu'à consolidation.

2° BANDAGES COMPOSÉS

Les bandages composés sont ceux qui sont formés par la réunion de plusieurs pièces d'appareil ou par une seule pièce de linge divisée, tels que les bandages en T, en fronde, etc.

Bandages en T. — Les bandages en T comprennent tous ceux qui par leur forme représentent la lettre T; ils se composent d'une bande transversale, de largeur variable, et d'une autre bande, plus courte, verticale, réunie à la première par des coutures : ce bandage constitue le T simple, et il prend le nom de T double quand la branche verticale est divisée en deux parties. Le bandage en T double, plus solidement contentif, est aussi plus souvent employé que le T simple. Suivant l'usage auquel il est destiné, le bandage en T subit de nombreuses modifications, soit dans la longueur, soit dans la largeur de ses branches transversales et verticales. — Le bandage de corps, muni de ses bretelles, est le bandage en T le plus usuel.

Le *bandage en T de la tête* entoure circulairement la tête par sa branche transversale tandis que sa branche verticale utilisée pour maintenir un topique sur la joue ou sur l'oreille va rejoindre la branche transversale sur le côté opposé à celui dont elle est partie.

Le *bandage en T de la main* est fixé autour du poignet par sa branche transversale, et sa branche verticale sert à séparer deux doigts et à empêcher leur réunion quand la peau a été détruite par une plaie ou par une brûlure. Pour séparer trois ou quatre doigts, le bandage en T devra être double ou triple, c'est-à-dire que sa branche verticale sera divisée en deux ou trois parties; dans le même cas vous pourrez encore substituer à la branche verticale divisée une large pièce de linge, cousue à la branche transversale, et non divisée, mais percée d'autant d'ouvertures qu'il y a de doigts à séparer.

Frondes. — Les frondes se composent d'une pièce de linge, plus longue que large, fendue à ses deux extrémités en deux ou trois lanières jusqu'à deux ou trois travers de doigt de son milieu : chaque lanière a reçu le nom de chef; la partie moyenne porte le nom de plein. Un bout de bande ou une compresse longuette, cousus sur les deux côtés opposés d'un linge carré, constituent la fronde simple. — Les frondes servent de moyens contentifs pour maintenir sur les parties malades des topiques ou des pièces d'appareil.

Fronde du menton. — Pièce de linge coupée à ses extrémités de manière à former trois chefs de chaque côté; le plein de la fronde est placé sous la mâchoire inférieure; les chefs moyens sont appliqués sur le sommet de la tête, les antérieurs passent sur les tempes, les postérieurs sont dirigés vers l'occiput. — La fronde du menton peut remplacer le bandage décrit sous le nom de chevestre pour maintenir une fracture de la mâchoire inférieure.

Fronde de la tête. — Large pièce de linge découpée en trois chefs à chaque extrémité : le plein de la fronde est appliqué sur la tête, les deux chefs moyens sont noués sous le menton, les antérieurs conduits à l'occiput où ils sont fixés, les postérieurs entrecroisés au front et fixés à l'aide d'une ou deux épingles.

APPAREILS

Les appareils que vous devez nécessairement connaître comprennent tous ceux qui servent journellement au traitement des fractures des membres. Les fractures, c'est-à-dire la rupture des os sur un ou plusieurs points de leur continuité, se présentent avec une extrême fréquence, sous les formes les plus variées, et il est d'usage de les diviser d'une manière générale en fractures simples et en fractures compliquées : fractures simples quand les téguments qui recouvrent les os brisés sont demeurés intacts; fractures compliquées quand les parties molles sont le siège d'une plaie ou d'une blessure qui met l'air extérieur en communication avec la rupture osseuse ou foyer de la fracture.

Quatre signes principaux vous aideront, dans la majorité des cas, à reconnaître la fracture d'un os :

1° Le changement de forme du membre (raccourcissement ou coudure anormale);

2° La douleur au niveau même de la fracture, — souvent peu intense spontanément et dans l'immobilité, mais d'ordinaire exaspérée par la pression de la main et surtout par les déplacements communiqués au membre; et de ce fait, dérive pour les garde-malades l'obligation de mettre en œuvre toutes leurs qualités de douceur, de patience et d'adresse, quand il s'agit de relever un blessé atteint de fracture et de l'installer sur un lit ou sur un brancard;

3° La mobilité et les mouvements insolites sur des points où le membre devrait normalement rester fixe et immobile;

4° La crépitation, — terme qui sert à désigner le bruit et la sensation de frottement rude, produit par les extrémités rugueuses de l'os fracturé, perceptible par l'ouïe et par le toucher durant les mouvements imprimés au membre blessé.

La guérison et la consolidation d'une fracture se font par l'intermédiaire d'une nouvelle substance osseuse, connue sous le nom de *cal*, et ne peuvent être obtenues qu'à la condition d'un rapprochement exact, en bonne position, des fragments osseux maintenus dans une immobilité absolue, et pour règle de conduite générale vous vous souviendrez constamment qu'à la suite d'une fracture tout mouvement du membre aggrave les lésions et compromet ou retarde la guérison.

Pour les appareils, comme pour les pansements, il est indispensable de vous indiquer, avant tout autre détail, les noms et les usages des diverses pièces qui les constituent et qui ne vous ont pas encore été décrites : attelles, — coussins, — drap fanon.

Attelles. — Les attelles sont des lames minces, étroites, de longueur très variable, en bois, en carton, en fer-blanc, ou en fil de fer : elles servent à maintenir immobiles les os fracturés. Les attelles de bois sont droites, lisses et arrondies à leurs extrémités et sur leurs bords, de manière à ne blesser ni les opérateurs ni les malades. Les attelles de carton, qui s'emploient mouillées, se moulent aisément sur les régions qu'elles recouvrent. Les attelles métalliques reçoivent, au besoin, une forme coudée, suivant leur longueur ou suivant leur largeur, et, dans ce dernier cas, quand leur largeur est assez considérable, elles prennent le nom de *gouttières*.

Quelques attelles spéciales, destinées au traitement des lésions de la main, représentent vaguement la forme d'une main et sont désignées par le terme de *palettes*; d'autres, réservées aux lésions du pied dont elles reproduisent grossièrement la forme, sont appelées *semelles*. À défaut d'un approvisionnement suffisant d'attelles, vous pourriez encore y suppléer temporairement par des corps solides et souples, tels que des écorces d'arbres, des lamelles de bois de placage, des tiges de bottes découpées en lanières, etc.

Coussins. — Les coussins sont des sacs de toile étroits, allongés; leur largeur mesure environ huit centimètres; leur longueur varie suivant la longueur même du membre sur lequel ils seront appliqués. Les coussins doivent être remplis d'une substance molle et facile à déplacer : nulle autre ne répond mieux à cette double indication que la balle d'avoine qui échauffe peu le malade et qui permet de donner au coussin une forme convenable, en le rendant plus épais dans les points où le membre présente des dépressions, plus mince partout où il offre des saillies, de manière que l'attelle susjacente puisse presser à peu près également sur toute la longueur du membre. Dans un cas de pressante détresse, les coussins seraient, à la rigueur, remplacés provisoirement par toute espèce de corps souple et capable de se mouler sur la région blessée, entr'autres le coton, la mousse, le foin, la paille, etc.

Drap fanon. — Le drap fanon ou porte-attelle est une pièce de linge aussi longue que le membre sur lequel l'appareil sera appliqué, et assez large pour pouvoir en faire au moins deux fois le tour. Si la pièce de linge, dont vous disposez pour le drap fanon, se trouve être plus longue que le membre, vous la ramènerez à la longueur réglementaire en repliant une de ses extrémités. Le drap fanon ne s'emploie que dans les appareils à bandelettes.

Appareil de Scultet. — Le plus usité des appareils à bandelettes, l'appareil de Scultet doit toujours se trouver, préparé d'avance, à la disposition du chirurgien, dans les ambulances et les hôpitaux. Il convient, comme premier appareil, aux fractures des membres, notamment aux fractures du membre inférieur, et il se prépare de la manière suivante :

1° Placer, sur une table, des lacs à une distance de huit à dix centimètres les uns des autres, — au nombre de trois pour les fractures de la jambe et du membre supérieur, de cinq pour les fractures de la cuisse ;

2° Sur les lacs poser le drap fanon auquel vous donnez exactement la longueur du membre; et, si le drap fanon était trop long, il faudrait restreindre ses dimensions en faisant un pli à sa partie inférieure;

3° Sur le drap fanon, disposer des bandelettes séparées, larges de deux à trois travers de doigt, assez longues pour faire une fois et demie le tour du membre et, par conséquent, toujours proportionnées au volume des régions qu'elles vont recouvrir; au niveau du genou, par exemple, et à la partie inférieure de la jambe, elles devront avoir une longueur moindre qu'au niveau de la cuisse et du mollet. Les bandelettes se placent les unes sur les autres, imbriquées parallèlement aux bords supérieur et inférieur du drap fanon, et de haut en bas, c'est-à-dire que la bandelette supérieure s'applique la première et que la seconde doit la recouvrir d'un tiers environ, et ainsi de suite, jusqu'à l'extrémité inférieure du drap fanon;

4° Sur les bandelettes, appliquer trois compresses longuettes, larges de 5 à 6 centimètres, parallèlement aux bandelettes et disposées de la même façon, c'est-à-dire la compresse supérieure placée la première, la moyenne ensuite, recouvrant le tiers inférieur de la première, etc.;

5° Placer les deux attelles qui doivent être appliquées sur les parties latérales du membre (et qui mesurent sa longueur), de chaque côté de l'appareil, sur les bords longitudinaux du drap fanon et sur les extrémités des bandelettes et des compresses longuettes; puis enrouler toutes les parties qui constituent l'appareil (lacs, drap fanon, bandelettes, compresses), autour des attelles en les dirigeant vers le centre. Au-dessus de ce rouleau, placer deux coussins de la longueur des attelles, une troisième attelle moitié moins longue et un coussin de même longueur; enfin fixer le tout avec un lien, et, ainsi préparé, l'appareil pourra être transporté sans subir aucun dérangement dans la disposition de ses diverses pièces.

Pour appliquer le bandage de Scultet, il faut tout d'abord le placer sur le coussin qui va supporter le membre ou simplement le glisser, légèrement entr'ouvert, entre le lit et le membre soulevé à une hauteur convenable, puis l'étaler en déroulant les attelles de chaque côté. Trois aides sont alors nécessaires : l'un d'eux est chargé de faire l'extension; l'autre la contre-extension, de manière à maintenir la fracture exactement réduite; un autre se tient vis-à-vis du chirurgien, qui se place du côté de la fracture. Les compresses longuettes et les bandelettes sont alors mouillées avec de l'eau fraiche ou avec de l'eau additionnée d'alcool camphré, à l'aide d'une grande compresse qui est ensuite étendue sans plis, sur le membre, au niveau du point fracturé. Les compresses longuettes s'appliquent les premières autour du membre, puis les bandelettes de la façon suivante : le chirurgien saisit la bandelette inférieure du côté où il se trouve et l'enroule autour du membre obliquement, pour éviter la formation de godets, tandis que l'aide tire en sens inverse l'extrémité qui est de son côté; arrivé sur la face opposée du membre, le chirurgien glisse la bandelette avec ses deux mains, aussi loin que possible sous le côté du membre tourné vers l'aide, sans imprimer des mouvements à la région blessée; l'extrémité de la bandelette tenue par l'aide doit être appliquée de la même manière; elle croisera obliquement sur la partie antérieure du membre celle qui a été posée précédemment. Les bouts de bande qui resteront de chaque côté seront relevés avec soin, afin qu'ils puissent être enveloppés par les bandelettes suivantes sans former des plis qui gêneraient le malade. La seconde, la troisième bandelette, etc., seront mises en place par le même procédé, jusqu'à épuisement complet de toutes les bandelettes. L'appareil ainsi disposé, il faut procéder à l'application des attelles et des coussins : le chirurgien et son aide enroulent chaque attelle, — la plus longue en dehors, — dans le drap fanon jusqu'à deux travers de doigt environ du membre, et placent ensuite le coussin entre l'attelle et le membre; le troisième coussin est posé sur la partie antérieure du membre, et, par dessus, la plus petite attelle. En dernier lieu, les lacs sont serrés autour du membre, en commençant par celui qui correspond à la fracture.

Gouttières. — Les gouttières sont des appareils destinés, comme les attelles, à contenir les fractures, notamment les fractures du membre inférieur. Les gouttières, en bois, en fer-blanc, en cuivre, ont été de nos jours à peu près totalement abandonnées et très avantageusement remplacées par les gouttières de fil de fer, appareils légers, portatifs, faciles à appliquer, et qui rendent journellement d'immenses services aux blessés. Les gouttières de fil de fer représentent des attelles droites ou coudées, recourbées suivant leur largeur, de manière à reproduire la forme du membre qu'elles doivent supporter; et, avant de procéder à leur application, il faut prendre soin de les garnir, opération qui consiste à : 1° matelasser la gouttière avec une couche de coton cardé, plus épaisse sur les bords qu'au fond; 2° recouvrir le coton d'une pièce de linge fixée par quelques points de couture; 3° étaler sur le linge un large morceau de taffetas ciré, assez grand pour envelopper entièrement le membre placé dans la gouttière; 4° disposer transversalement des compresses longuettes, sur toute l'étendue de la gouttière, et par le procédé déjà décrit pour l'appareil de Scultet. — Quand le membre est convenablement installé, en bonne position, dans la gouttière métallique, l'immobilisation s'obtient aisément à l'aide de liens qui trouvent de nombreux points d'attache aux mailles du treillage de fil de fer.

Appareils inamovibles. — Les appareils inamovibles se font le plus ordinairement avec la dextrine, le silicate de potasse ou de soude, et le plâtre. La solution de dextrine ou de silicate sert à imprégner de longues bandes de toile qui, une fois appliquées sur un membre, se durcissent rapidement et acquièrent une remarquable solidité : les appareils

6

dextrinés et silicatés conviennent surtout pour les fractures déjà en partie consolidées et qui n'ont plus besoin que d'être maintenues jusqu'à complète guérison. Le plâtre s'emploie délayé dans l'eau, en proportion variable, pour imbiber de larges bandes de tarlatane qui se moulent sur le membre en forme de gouttières et qui assurent l'immobilisation de la fracture. Les appareils plâtrés trouvent une application avantageuse dans les cas de fractures récentes, notamment pour les fractures accompagnées de plaies des parties molles qui réclament des pansements quotidiens et une active surveillance de la part du chirurgien.

CONFÉRENCES

FAITES

Par le Docteur HAMON DU FOUGERAY

ANATOMIE

1re CONFÉRENCE

OS — ARTICULATIONS — MUSCLES

L'anatomie est une science qui a pour but d'étudier la structure des êtres vivants. Le mot *anatomie* vient de deux mots grecs : *ana*, parmi, et *temnô*, je coupe. Car la dissection, en effet, est son principal moyen d'étude.

Avant d'aller plus loin nous donnerons les définitions de plusieurs expressions que l'on doit comprendre et bien retenir.

Chaque science a en effet son langage et il est des termes qu'il est indispensable de bien connaître.

En procédant du simple au composé, notre corps se compose :

1° D'*éléments anatomiques* dont le type est la cellule, c'est-à-dire une vésicule close renfermant une substance liquide ou semi-fluide et un noyau. La cellule ronde au début se transforme en s'allongeant en fibre. Ces éléments sont très

---

Nota. — Des démonstrations anatomiques ont été faites sur des pièces de boucherie pour les principaux organes.

petits et invisibles à l'œil nu ; il faut le secours du microscope pour les étudier. Notre corps tout entier n'est donc qu'une agglomération de milliards de cellules diversement groupées pour former :

2° Des *tissus :* résultat de l'agglomération d'éléments anatomiques de même nature ou de nature différente;

Ex. : tissu musculaire ;

3° Des *organes* ou masses constituées par l'agglomération de divers tissus ayant une forme et des usages déterminés.

Ex. : le poumon, le cœur, un os.....

4° Des *appareils ;* résultat de la réunion de divers organes concourant à l'accomplissement d'une même fonction.

Ex. : appareil de la digestion, de la respiration.

C'est de la réunion des appareils que résulte la constitution de notre corps ou organisme.

Nous insistons beaucoup pour que ces définitions soient bien gravées dans la mémoire et bien comprises, car les mots *tissus*, *organes*, etc., reviendront souvent sous notre plume et il est de toute nécessité de bien les comprendre.

Voici quel est le plan que nous avons adopté dans l'exposé des notions anatomiques que nous entreprenons.

Nous étudierons successivement les parties constituantes du corps humain dans l'ordre suivant :

1° Les os;
2° Les articulations;
3° Les muscles;
4° Les vaisseaux et le cœur ;
5° Les nerfs ;
6° Les organes des sens, de la digestion et de la respiration.

Des Os.

Définition. — Les os sont des organes durs et rigides destinés à servir de soutien à toutes les autres parties du corps, de moyen de protection à plusieurs, de points d'attache et de leviers aux muscles au milieu desquels ils sont situés.

La présence de ces parties dures au milieu des autres parties molles qui constituent notre corps est un fait qui a paru à juste titre extrêmement important et sur lequel on s'est basé depuis bien des siècles pour diviser les animaux en deux grandes classes : ceux qui ont des os ou *vertébrés* et ceux qui n'en ont pas ou *invertébrés*.

Leur rôle est donc considérable dans l'organisation animale. Si par la pensée nous supposons notre corps privé de ce soutien nous verrons toutes les parties molles s'affaisser et prendre sous l'influence de l'attraction terrestre la forme sphérique.

L'os est enveloppé par une membrane fibreuse par l'intermédiaire de laquelle sa nutrition est assurée : c'est le *périoste*. Cette membrane donne de plus attache aux *tendons*, *ligaments* et *aponévroses* qui viennent se souder avec lui. Il a encore une propriété bien remarquable que l'on utilise en chirurgie, c'est celle de reproduire l'os; de telle sorte que si l'on vient à fendre le périoste et à le décoller de l'os qu'il entoure et que l'on enlève un morceau d'os, toute la partie enlevée se reformera grâce à la conservation du périoste.

Le nombre des os du corps humain est de 198.

Leur ensemble forme le squelette.

Par rapport à un plan vertical qui passerait par le milieu du corps, on voit que certains os sont doubles et situés de chaque côté de ce plan symétriquement, ex. : les os du bras ou humérus, tandis que d'autres sont uniques mais divisés par le plan vertical en deux moitiés symétriques, ex. : le sternum.

Ces derniers ou os impairs sont au nombre de 34.

La couleur des os est d'un blanc mat.

Leur dureté n'est surpassée que par celle des dents.

Ils sont les organes les plus pesants du corps.

Le poids du squelette chez un homme de 25 à 30 ans est de 5 à 6 kilogrammes.

Par rapports à leur forme on les divise en :

Os longs, ex. : l'humérus.
Os plats, ex. : l'omoplate.
Os courts, ex. : le calcanéum.

La surface des os présente tantôt des saillies, tantôt des dépressions. Elle présente aussi l'embouchure de nombreux canaux très fins, qui livrent passage aux vaisseaux et aux nerfs.

Si on coupe un os long dans le sens de la longueur on reconnaît qu'il est creusé d'un canal. Le tissu qui le forme est très dense et très dur, on le nomme *tissu compacte*. Aux deux extrémités de ce canal l'os n'est plus creux, mais son tissu a quelque analogie avec la structure d'une éponge, aussi le nomme-t-on *tissu spongieux*. Dans un os long le corps qui est creusé d'un canal se nomme en anatomie : *diaphyse*, et les extrémités renflées et spongieuses : *epiphyses*.

Si on plonge pendant un certain temps un os dans un acide on observe que, sans changer de forme, il devient presque mou. On peut alors le couper avec un couteau facilement. C'est que l'acide a dissous complètement la matière calcaire de l'os. Il est, en effet, constitué par une substance organique molle et il ne doit sa dureté qu'aux sels calcaires qui viennent incruster cette substance.

Quand on fait bouillir un os dans de l'eau, cette substance organique se dissous et se transforme en gelée, qui est un corps assez analogue à la gélatine.

Quand on fait brûler un os dans le feu, la substance organique est complètement détruite, l'os n'est plus constitué que par des sels.

Si au lieu de calciner l'os à l'air libre on le fait en vase clos, on obtient le noir animal.

Les os renferment dans leurs cavités une substance de

consistance pulpeuse que l'on nomme la moelle : elle est formée de cellules spéciales et renferme des vaisseaux et des nerfs. Chez les oiseaux dans un grand nombre d'os la moelle n'existe pas; elle est remplacée par de l'air qui est en communication avec l'air respiré. C'est ce qu'il est facile de constater dans les vertèbres dorsales et cervicales, le sternum et l'humérus de l'oiseau.

Enfin, l'os met un temps assez long avant d'atteindre son développement complet. Chez le fœtus, il commence par n'être que du cartilage. Ce cartilage s'incruste de sels calcaires progressivement. L'ossification n'est complète que vers l'âge de 25 ans.

Dans la vieillesse, les os subissent des modifications importantes : le canal médullaire des os longs s'élargit et les parois diminuent d'épaisseur en même temps que le tissu compacte perd de sa densité. De là la fragilité des os des vieillards et la fréquence des fractures pour des causes minimes.

Des Articulations.

Les os sont unis entre eux par les articulations.

On considère dans une articulation :

1° Les surfaces articulaires. Elles sont encroûtées de cartilage;

2° Les moyens d'union ou ligaments;

3° Les moyens de glissement ou synoviales.

La membrane synoviale est une séreuse à l'intérieur de laquelle se trouve une substance assez analogue au blanc d'œuf ou synovie.

Par rapport aux mouvements les articulations se divisent en :

1° Articulations immobiles. Ex. : les os du crâne; on les nomme aussi suture;

2° Articulations semi-mobiles. Ex. : les os de la colonne vertébrale;

3° Articulations mobiles. Par exemple l'articulation de l'épaule ou scapulo-humérale qui est le type des articulations mobiles.

Des Muscles.

Le muscle est un organe charnu qui, par sa propriété de se contracter ou de se raccourcir, tient sous sa dépendance tous les mouvements qui se passent dans le corps.

Ils sont au nombre d'environ 500.

Ils sont en rapport avec les os sur lesquels ils s'attachent et avec les vaisseaux et les nerfs qu'ils logent et protègent dans leur interstice.

Ils s'attachent aux os par des *tendons*.

Le public confond souvent le mot tendon et celui de nerf. Ce sont cependant deux choses bien distinctes. Les nerfs viennent du cerveau et de la moelle et sont les fils télégraphiques des sensations et des mouvements; tandis que les tendons ne sont que les ficelles qui attachent le corps musculaire à un os.

Il y a deux sortes de mouvements. Ceux qui sont sous la dépendance de notre volonté s'opèrent par les muscles de la vie de relation. Ils sont rouges et forment presque la totalité de la chair musculaire que nous mangeons. Ceux au contraire qui ne dépendent pas de notre volonté s'accomplissent par les muscles involontaires ou de la vie organique qui sont pâles, blanchâtres, tels sont les muscles des parois de l'estomac.

Enfin les muscles sont contenus dans des *aponévroses*, sortes de toiles fibreuses qui les entourent et les maintiennent en place. Ainsi au bras, par exemple, sous la peau, on rencontre un véritable manchon fibreux ou aponévrose d'enveloppe qui envoie même des prolongements entre les muscles, formant ainsi diverses loges qui ne communiquent pas entre elles. La présence des aponévroses explique la marche de certains abcès.

2me CONFÉRENCE

APPAREILS CIRCULATOIRE, NERVEUX, URINAIRE PEAU

I. — Appareil circulatoire.

Il se compose d'un organe central, le cœur, et de vaisseaux.

Le cœur est placé dans la poitrine entre les deux poumons derrière le sternum qui le protège à la façon d'un bouclier, au-devant de la colonne vertébrale dont il est séparé par de gros vaisseaux et par l'œsophage, au-dessus du diaphragme, sur lequel il repose par sa face inférieure.

Il a la forme d'un cône.

Il est enveloppé par une poche fibro-séreuse nommée *péricarde*.

C'est un muscle creux. Son poid est de 200 à 250 grammes.

A l'intérieur on y rencontre quatre cavités.

Deux supérieures, dites oreillettes; — deux inférieures, nommées ventricules.

De chaque côté l'oreillette et le ventricule communiquent ensemble, mais les oreillettes et les ventricules ne communiquent pas entre eux.

Il y a donc véritablement deux cœurs réunis.

Le cœur gauche est plus épais. Son oreillette et son ventricule communiquent par un orifice où se trouve une valvule, nommée valvule mitrale. C'est du ventricule gauche que part l'aorte.

Le cœur droit a les parois moins épaisses. Son oreillette et son ventricule communiquent par un orifice que ferme une valvule, nommée valvule tricuspide.

Les artères et les veines complètent le système circulatoire sanguin.

Un autre système communique avec le précédent : c'est le système lymphatique composé de vaisseaux dans lesquels passent un liquide spécial nommé lymphe. Sur le trajet de ces vaisseaux se trouve de petits organes nommés ganglions.

Système nerveux.

D'une façon générale le système nerveux se compose d'organes centraux : le cerveau, le cervelet et la moelle.

Le poids d'un cerveau moyen est de 1.250 grammes. Celui de Napoléon Ier pesait 1.800 grammes.

De ces centres divers partent des rubans nommés nerfs qui se rendent les uns à des organes spéciaux comme l'œil, l'oreille; les autres, à toutes les parties du corps où ils donnent la sensibilité et le mouvement.

Les nerfs sont blancs. Ils sont comme les fils télégraphiques qui transmettent les ordres donnés par les centres nerveux. Il ne faut donc pas les confondre comme on le fait souvent avec les tendons, qui ne sont que les moyens d'attache des muscles sur les os.

Appareil urinaire.

Il se compose :

1° *Des reins.* — Ce sont deux organes situés profondément dans la cavité abdominale pesant chacun 90 grammes en moyenne — en forme de haricot.

Ils sont formés par la réunion d'une infinité, de tubes qui commencent par un pelotonnement nommé glomérule et qui se continuent après avoir décrit des sinuosités pour aller aboutir au hile du rein.

Le hile présente la forme d'une poche qui va en se retrécissant, on l'appelle le bassinet.

2° A la suite du bassinet viennent deux tubes un de chaque côté nommés uretères.

3° Les deux uretères aboutissent à la vessie qui se continue avec :

4° Le canal de l'urèthre.

Peau.

C'est une membrane sensible et résistante qui enveloppe complètement notre corps et le sépare du monde extérieur. Son épaisseur est de 1 à 2 millimètre en moyenne.

Sa couleur varie suivant les races.

Elle se compose de deux couches :

1° *Derme.* — Il est formé de cellules qui se divisent en deux couches.

Une profonde où l'on rencontre :

1° Les papilles;

2° Les glandes sudoripares et sébacées;

3° Les follicules pileux;

4° Des vaisseaux sanguins, lymphatiques et des nerfs.

2° — La couche superficielle est l'*Épiderme*.

C'est à cette couche que se rattachent les poils et les ongles.

C'est aussi dans la partie la plus profonde avoisinant le derme que se trouve le pigment qui donne la coloration à la peau.

3me CONFÉRENCE

APPAREILS DIGESTIF, RESPIRATOIRE OREILLE — ŒIL

Appareil digestif.

Il se compose essentiellement d'un tube ou *canal alimentaire* et de glandes annexées à ce tube.

TUBE OU CANAL ALIMENTAIRE

Ce tube se compose de diverses parties, qui sont :

1° La cavité buccale qui comprend, à étudier :

Les lèvres;
Les joues;
Les dents;
La langue;
Le voile du palais.

2° Le pharynx ou arrière-bouche.
3° L'œsophage.
4° L'estomac.
5° L'intestin grêle.
6° Le gros intestin.

Les glandes annexées au tube digestif dans lequel elles versent le produit de leur secrétion, sont :

1° *Les glandes salivaires* qui se divisent en :

Glandes sublinguales;
Glandes sous-maxillaires;
Glandes parotides.

2° Le foie.
3° Le pancréas.

Nous ne pouvons donner ici que quelques détails succincts sur chacune de ces parties :

Les lèvres et les joues forment les parois de la cavité buccale ; elles sont tapissées par une muqueuse.

La paroi supérieure de la bouche est formée dans ses deux tiers antérieurs par une voûte osseuse concave qui est prolongée dans le tiers postérieur par le voile du palais, formé par des muscles que recouvrent une membrane muqueuse.

Ce voile, sur son bord postérieur, porte un prolongement membraneux nommé la luette.

Sur les côtés, se trouvent deux colonnes nommées piliers du voile du palais, qui circonscrivent de chaque côté un espace triangulaire où se loge l'amygdale, organes particuliers qui se rattachent au système lymphatique.

La paroi inférieure de la bouche est occupée par la langue. C'est un organe formé de neuf muscles que recouvre une membrane muqueuse. Sur cette muqueuse se trouve les papilles qui forme des saillies de formes diverses. A la base de la langue se trouve un groupe d'une quinzaine de grosses papilles disposées en forme de V et nommées *papilles caliciformes*.

Libre et mobile en haut, en avant et sur les côtés, la langue est fixée par sa face à l'os maxillaire inférieur, à l'os hyoïde, au voile du palais et au pharynx. A sa portée antérieure se voit le frein de la langue et de chaque côté les veines ranines que l'on saignait autrefois.

Les dents ont été étudiées avec le squelette.

PHARYNX

C'est un demi-canal musculo-membraneux, situé au-devant des vertèbres cervicales, que l'on peut concevoir divisée en deux parties par le voile du palais. Sa moitié supérieure correspond à l'ouverture postérieure des fosses nasales, et sa moitié inférieure forme le prolongement de la bouche. C'est cette partie seulement qui est accessible à la vue. Il est formé par six muscles recouverts par une muqueuse. Il se continue en bas avec l'*œsophage*.

ŒSOPHAGE

Tube musculo-membraneux étendu du pharynx à l'estomac; long de 22 à 25 centimètres, situé derrière la trachée-artère.

ESTOMAC

Sac membraneux en forme de cornemuse d'une capacité de trois litres environ, transversalement situé dans l'abdomen au-dessous du diaphragme.

Son orifice supérieur se nomme *cardia*, il se rattache à l'œsophage; à gauche, l'estomac présente un renflement nommé grosse tubérosité; à droite, un renflement plus petit ou petite tubérosité. Cette dernière se continue avec l'intestin grêle par un orifice nommé *pylore*. L'estomac est tapissé intérieurement par une muqueuse qui contient un grand nombre de glandes qui secrètent le suc gastrique.

INTESTIN GRÊLE

Il forme un tube de 7 à 10 mètres de long; il se divise en duodénum, qui n'a que douze travers de doigts de long, et en jejunum et iléon.

GROS INTESTIN

Long de 1m,65, commence par une partie renflée nommée cœcum, où se trouve une valvule qui permet au liquide de passer de haut en bas, mais s'oppose au retour de bas en haut et qui a été nommée pour cette raison *barrière des apothicaires*. Elle est située dans la fosse iliaque gauche. Après le cœcum vient le colon et enfin le rectum.

Glandes annexées au tube digestif.

1° GLANDES SALIVAIRES

1° *Glandes sublinguales*. — Situées sous la muqueuse du plancher de la bouche, en avant, en forme de petites amandes du poids de 2 à 3 grammes. Elles s'ouvrent par 5 à 6 petits conduits de chaque côté du frein de la langue.

2° *Glandes sous-maxillaires.* — Au nombre de deux, situées de chaque côté, logées dans une dépression du maxillaire inférieure, du poids de 7 à 8 grammes, se terminent en un seul conduit nommé *canal de Wharton*, qui s'ouvre de chaque côté du frein de la langue près des conduits sublinguaux.

3° *Glandes parotides.* — Pèse 20 grammes chaque, situées de chaque côté dans une loge qui se trouve derrière la branche montante du maxillaire inférieure, se termine par le canal de Sténon qui va s'ouvrir dans la bouche en traversant la joue en face du collet de la deuxième grosse molaire supérieure.

2° FOIE

Est une énorme glande située dans l'hypocondre droit. Il est fixé dans cette position par des ligaments suspenseurs qui dépendent du péritoine. Son poids moyen est d'environ 2 kilogrammes.

Il est divisé en quatre parties ou lobes.

Tous les canaux biliaires se réunissent en un seul nommé canal hépatique, long de 3 à 4 centimètres. Ce canal se réunit au canal excréteur de la vésicule biliaire ou canal cystique, et la réunion de ces deux canaux forme le canal cholédoque, qui va déverser la bile dans le duodénum.

PANCRÉAS

Glande tranversalement étendue derrière l'estomac. Elle pèse 65 grammes. Elle se termine par un canal nommé canal de Wirsung qui vient s'ouvrir dans le duodénum très près du canal cholédoque. L'ouverture de ces deux canaux se fait dans une ampoule dite de Vater.

PÉRITOINE

Enfin tous les organes situés dans l'abdomen sont tapissés par une membrane séreuse qui facilite le glissement de toutes ces parties, nommée péritoine.

Appareil respiratoire.

L'air que nous respirons passe successivement par le nez, le pharynx, le larynx, la trachée-artère, les bronches et les poumons.

NEZ

Sert au sens de l'odorat et au passage de l'air respiré. Il se compose d'une charpente osseuse et cartilagineuse. Sa face interne est tapissée par une muqueuse.

Une cloison osseuse et cartilagineuse divise le nez en deux narines. La direction des narines n'est pas de bas en haut comme on se l'imagine, mais horizontale de telle façon que si on voulait traverser le nez de part en part, il faudrait se diriger très horizontalement d'avant en arrière. Sur les parois externe de chaque narine se trouvent trois saillies nommées cornets. La muqueuse qui tapisse le nez est aussi nommée muqueuse pituitaire ou de Schneider.

Le PHARYNX a été décrit.

LARYNX

C'est l'organe de la phonation. C'est un tube cartilagineux formé de diverses pièces mobiles les unes sur les autres.

Ces pièces sont :

Le cartilage cricoïde, en forme d'anneau, situé inférieurement, se continuant avec la trachée en bas et en haut en rapport avec le cartilage thyroïde qui présente à ses extrémités des prolongements nommés cornes. En avant, une membrane fibreuse unit ces deux cartilages.

Au-dessus du cartilage thyroïde et appliqué contre la base de la langue, se trouve l'épiglotte, sorte de soupape qui ferme ou ouvre le larynx suivant le besoin.

Enfin à la partie postérieure du larynx au-dessus du cricoïde se trouvent deux petits cartilages nommés aryténoïdes.

Il y a quatre cordes vocales.

Deux sont inférieures, ce sont les principales, elles vont de l'angle rentrant du thyroïde aux aryténoïdes.

Les supérieures sont peu développées.

L'espace libre entre les cordes vocales se nomme la glotte.

Des muscles, au nombre de neuf, président au mouvement du larynx.

TRACHÉE-ARTÈRE

Longue de 12 centimètres, elle fait suite au larynx. Elle est formée par une série d'anneaux cartilagineux incomplets. Le quart postérieur manque et est remplacé par une couche musculaire. La face interne est tapissée par une muqueuse.

BRONCHES

Arrivée en face de la quatrième vertèbre dorsale, la trachée se bifurque en deux conduits nommés bronches.

La bronche droite est plus courte que la bronche gauche. Leur structure est la même que celle de la trachée. Les bronches se subdivisent en un grand nombre de rameaux qui vont pénétrer dans les poumons.

POUMONS

Organes de la respiration. Le poumon gauche se divise en deux lobes et le poumon droit en trois lobes.

Les poumons sont formés par la réunion d'un nombre considérable de petites cavités à la face interne desquelles rampent des vaisseaux excessivement fins.

De l'Oreille.

L'appareil de l'audition se compose de trois parties :

1° L'oreille externe qui comprend le *pavillon de l'oreille* et le conduit auditif externe;

2° L'oreille moyenne ou caisse du tympan qui comprend : la membrane du tympan, la caisse du tympan, les osselets de l'ouïe, la trompe d'Eustache;

3° L'oreille interne, creusée dans la partie nommée *rocher* de l'os temporal, comprend trois cavités : le vestibule, les canaux demi-circulaires, le limaçon; l'ensemble de ces trois cavités porte le nom de labyrinthe.

OREILLE EXTERNE

Elle a la forme d'un entonnoir dont la partie évasée constitue le pavillon et la partie étroite le conduit auditif.

Le Pavillon, comparé à une coquille allongée, se compose d'une charpente fibro-cartilagineuse, dont les pièces sont réunies par des ligaments. Ces pièces sont mises en mouvement par des muscles (ce qui se voit surtout chez les animaux) et le tout est recouvert par la peau. Sa forme se compose de saillies et de dépressions qui ont pour but de recueillir les ondes sonores.

Conduit auditif externe. — C'est un canal long de 20 à 22 millimètres, à forme elliptique, qui se compose d'une portion fibro-cartilagineuse mobile et d'une portion osseuse immobile. La peau qui tapisse le conduit contient de nombreuses glandes sébacées et des glandes spéciales qui secrètent une matière jaunâtre nommée *cérumen*.

OREILLE MOYENNE

Elle a la forme d'un tambour aplati.

La membrane du tympan en formerait la peau; c'est une membrane très mince de un centimètre de diamètre environ. Elle est concave à son centre, et examinée par le conduit auditif externe, présente une couleur d'un gris argenté, et laisse voir, par transparence, l'apophyse externe et le manche du marteau; on voit également, en l'éclairant, un reflet lumineux sous forme de triangle qui a une grande importance dans le diagnostic des affections auriculaires.

Les osselets sont quatre petits os articulés entre eux et mus par deux muscles. On les nomme : le marteau, l'enclume, l'os lenticulaire et l'étrier.

La paroi interne présente à étudier une saillie osseuse nommée promontoire; une seconde, plus petite, ou pyramide qui loge le muscle de l'étrier; un canal osseux qui loge le muscle interne du marteau et deux ouvertures formées par une membrane et qui portent le nom de fenêtre ovale et fenêtre ronde.

A la partie antérieure de la caisse aboutit un conduit moitié osseux, moitié cartilagineux, qui se nomme la trompe d'Eustache et qui s'étend de la partie antérieure de la caisse jusqu'à l'arrière cavité des fosses nasales, où elle s'ouvre en permettant ainsi à l'air de pénétrer dans la caisse, ce qui se produit surtout à chaque mouvement de déglutition.

Labyrinthe. — Il se compose d'un agencement de cavités qui reçoivent les terminaisons du nerf acoustique; il présente deux parties : une portion osseuse et une membraneuse qui se moulent l'une sur l'autre, mais sont séparées par un liquide spécial. La portion membraneuse contient elle-même un deuxième liquide, de telle sorte qu'elle flotte entre les deux.

Œil.

L'appareil de la vision se compose des parties accessoires et du globe de l'œil.

PARTIES ACCESSOIRES

1° Les sourcils;

2° Les paupières, voiles musculo-membraneux, qui protègent l'œil de l'action de l'air et des corps étrangers et étalent les larmes à sa surface;

3° L'appareil lacrymal qui se compose lui-même de : la glande lacrymale logée dans une fossette à la partie antérieure et externe de la voûte de l'orbite.

Les voix lacrymales qui sont constituées par deux canaux dont l'embouchure se voit sous forme de points sur la partie interne des bords libres des paupières. Ces deux canaux (supérieur et inférieur) aboutissent à un petit réservoir nommé sac lacrymal et de ce sac part un conduit qui, sous le nom de canal nasal, aboutit à l'intérieur du nez dans le méat inférieur;

4° La conjonctive, membrane muqueuse, qui tapisse les paupières et la partie antérieure de la sclérotique.

GLOBE DE L'ŒIL

Il n'est pas parfaitement sphérique.

Il se compose d'une coque fibreuse nommée sclérotique. Enchâssée dans cette coque, à la manière d'un verre de montre, se trouve la cornée.

Derrière la cornée se trouve un espace occupé par un liquide nommé, humeur aqueuse, et cet espace s'appelle la chambre antérieure de l'œil.

Verticalement situé à la manière d'un diaphragme et percé à son centre se trouve l'iris, membrane qui donne à l'œil sa couleur; l'ouverture centrale se nomme pupille. Sa face postérieure est noire. Derrière l'iris se trouve un espace très petit nommé chambre postérieure.

Placé derrière l'iris, à la manière d'une loupe, se trouve le cristallin contenu dans une enveloppe nommée capsule du cristallin.

Derrière le cristallin se trouve le corps vitré, substance gélatiniforme.

Dans cette partie de l'œil, située derrière le cristallin et placée sous la sclérotique, se trouve une membrane très vasculaire de couleur foncée nommée choroïde.

Enfin, au fond de l'œil, à 3 millimètres en dedans de l'axe optique, se voit la pupille du nerf optique qui s'épanouit sous forme de membrane (troisième membrane) et qui seule préside à la vision.

Les mouvements de l'œil se font par l'action de six muscles, quatre droits et deux obliques.

PHYSIOLOGIE

4me CONFÉRENCE

Dans la première partie de ces Conférences, nous avons décrit les divers organes qui constituent la machine humaine, sans nous préoccuper de savoir à quoi ils pouvaient servir. Aujourd'hui, nous nous occuperons de leur rôle dans l'organisme vivant. La science, qui s'occupe des fonctions des organes, s'appelle Physiologie.

Nous étudierons donc successivement :

1° La Physiologie de la Digestion;

2° La Physiologie de la Respiration et de la Circulation;

3° La Physiologie des Excrétions, du Système nerveux et des Organes des sens.

Physiologie de la Digestion.

Le but des fonctions digestives est de transformer les matières empruntées à l'extérieur, de manière à les rendre aptes à passer dans le torrent de la circulation pour renouveler nos organes; en un mot, pour en assurer le maintien et aussi l'accroissement tant que le développement n'est pas complet.

Les matériaux reconstitutifs sont les aliments. La privation des aliments met les animaux dans l'état d'inanition : Le résultat constant de l'inanition prolongée est la perte graduelle du poids du corps, le refroidissement et la mort. Les animaux résistent à l'inanition d'une façon très inégale. Un crapaud peut vivre pendant trois ans sans nourriture; un petit oiseau meurt de faim au bout de deux ou trois jours au plus.

Pour qu'un aliment soit complet, c'est-à-dire pour que

l'homme puisse vivre avec le seul aliment, il faut qu'il contienne tous les éléments qui font partie de nos tissus.

Ces éléments sont d'abord : des principes minéraux, tels que les sels alcalins, le soufre, le phosphore, le fer. Ainsi, lorsque l'on donne du fer à une personne anémique, c'est à titre d'aliment, c'est parce que le fer, un des éléments indispensables à la vie, a diminué dans le sang.

Parmi les sels minéraux le plus indispensable à l'alimentation est le sel de cuisine ou chlorure de sodium. La pratique journalière a, depuis longtemps, montré que l'homme ne peut se passer de sel et les corporations religieuses, qui ont cherché à se soumettre aux privations les plus sévères, ont en vain tenté de bannir le sel de leur alimentation. En Afrique, une des privations les plus grandes de certaines peuplades et des voyageurs est celle du sel qui acquiert, au centre du Continent noir, des prix fabuleux. Le sel, en effet, est indispensable à la formation de la bile, du suc pancréatique et du suc gastrique.

Après les sels minéraux vient la classe des substances *albuminoïdes;* on les nomme ainsi parce que leur composition se rapproche de celle de l'albumine de l'œuf ou blanc d'œuf. On les rencontre dans la viande et la caséine du lait, c'est-à-dire la partie solide du lait tourné, avec laquelle on fait les fromages. Elles se trouvent aussi dans le règne végétal, tels sont : le gluten des céréales, la légumine ou caséine végétal que l'on rencontre dans les pois, haricots, lentilles. Avec les pois, les Chinois font des fromages.

Une troisième classe d'aliments est constituée par le sucre, l'amidon, la dextrine, la gomme. On sait que le sucre existe dans le lait. Ces trois premières classes d'aliments présentent ce caractère commun d'être chimiquement modifiées au contact de l'appareil digestif, afin de devenir absorbables.

La quatrième et dernière classe d'aliments est constituée par la graisse. Cette substance n'est point modifiée, comme les précédentes, par les liquides digestifs, *elle est absorbée en nature.*

Elle peut être absorbée par d'autres voies que les organes digestifs; exemple, par la peau en frictions. On rencontre la graisse aussi bien dans le règne animal que dans le règne végétal.

A côté de ces quatre classes d'aliments se placent certaines substances qui traversent notre organisme sans être modifiées ou à peu près. Elles ne sont pas alimentaires, mais favorisent cependant la nutrition. A ce groupe accessoire se rattachent l'alcool, le thé, le café, la coca du Pérou. Ces substances agissent en surexcitant les fonctions nerveuses, d'où le nom *d'aliments nerveux* qui leur a été donné.

Ces préliminaires connus, que devient l'aliment introduit dans notre corps? Supposons une bouchée de pain.

Placée d'abord dans la bouche, elle subit le premier acte de la digestion. Elle est mastiquée. La mastication s'opère au moyen des dents afin de diviser l'aliment en parcelles, car la digestion est d'autant plus facile que les aliments sont plus triturés.

Placée dans la bouche, cette bouchée de pain bien triturée est mise en contact avec les liquides qui portent le nom de salives. La salive ordinaire est, en réalité, composée de trois liquides qui proviennent des trois glandes que nous connaissons. Nous avons donc la salive de la glande parotide, la salive de la glande sous-maxillaire et la salive des glandes sublinguales. La réunion de ces trois salives a une propriété spéciale, celle de transformer l'amidon en sucre.

Elle sert, de plus, à dissoudre les principes solubles des aliments et les imbibe de façon à faciliter leur mastication et leur déglutition. La quantité de salive émise en vingt-quatre heures varie de 300 à 1.500 grammes. Elle est toujours plus abondante au moment du repas. Quand l'aliment a été ainsi broyé et imbibé de salive, il est avalé.

L'aliment prend alors le nom de bol alimentaire. Il se rassemble en une masse unique sur la surface de la langue; la pointe de celle-ci s'applique contre la voûte du palais et le bol glisse vers sa base; puis, le bol alimentaire est saisi par le pharynx qui monte au-devant de lui, l'épiglotte s'abaisse pour boucher le larynx et, par une contraction musculaire brusque, il est, pour ainsi dire, escamoté et poussé dans l'œsophage où il continue à progresser jusque dans l'estomac.

Tel est l'acte de la *déglutition.*

Arrivé dans l'estomac, la masse alimentaire subit des phénomènes mécaniques et chimiques. L'estomac se contracte et il s'opère une sorte de triage entre les substances qui doivent y séjourner plus ou moins longtemps. Ainsi même, pendant le repas, les liquides n'y séjournent pas. L'estomac secrète un liquide que l'on nomme le suc gastrique; il a pour effet de transformer les albuminoïdes en peptones, c'est-à-dire en une substance assimilable et absorbable.

La masse alimentaire, ainsi transformée, forme une sorte de bouillie qui porte le nom de chyme. La quantité de suc gastrique secrétée par vingt-quatre heures est considérable, elle serait de 6 kilogrammes chez un homme de poids moyen (60 kilog.).

Le suc gastrique agit par la pepsine qu'il contient avec un acide qui est l'acide chlorhydrique.

De l'estomac, la bouillie alimentaire ou chyme passe dans l'intestin.

Elle est alors mise en contact avec le produit de trois sécrétions : 1° Le suc pancréatique; 2° la bile, et 3° le suc propre des glandes de la muqueuse intestinale. Ce dernier, ou suc entérique, achève la transformation des albuminoïdes en peptones.

Le suc pancréatique a une triple action : 1° il transforme aussi les albuminoïdes en peptones; 2° il transforme l'amidon en sucre comme la salive; 3° il émulsionne les graisses.

Quant à la bile, on croit qu'elle agit en favorisant l'absorption des produits de la digestion et qu'elle s'opposerait à la décomposition putride du contenu intestinal.

C'est dans l'estomac et dans l'intestin que les principes alimentaires modifiés par les liquides digestifs sont absorbés. Cette absorption se fait par les capillaires sanguins et dans l'intestin grêle, en partie par un système de vaisseaux spéciaux nommés vaisseaux chylifères qui portent les principes absorbés dans le canal thoracique et ainsi que nous l'avons vu en anatomie dans la veine sous-clavière gauche.

De l'intestin grêle, les matières passent dans le gros intestin. Il n'y a plus guère ici d'action digestive, chez l'homme du moins.

En résumé, la digestion commence dans la bouche par la mastication et l'insalivation. L'aliment est projeté dans l'œsophage par la déglutition.

De là, il se rend à l'estomac et ensuite traverse l'intestin où il est absorbé.

Chimiquement, l'amidon est transformé en sucre, puis les albuminoïdes en peptones dans l'estomac. Ces deux actions se continuent sous l'influence du suc pancréatique qui, de plus, émulsionne les graisses. Enfin, la bile favorise l'absorption intestinale.

Tels sont, succinctement, les actes mécaniques et chimiques de la digestion.

5me CONFÉRENCE

CIRCULATION — RESPIRATION

1° Circulation

L'une des études les plus importantes de la physiologie est celle de la circulation. Il y a à peine deux siècles et demi que cette importante découverte a été faite. Les anciens l'ignoraient complètement. Ce n'est qu'au XVIe siècle que des anatomistes de génie commencèrent à l'entrevoir d'une manière confuse.

Si Michel Servet, Columbus et Césalpin commencèrent à battre en brèche les idées jusque-là admises comme articles de foi, il faut reconnaître que c'est Harvey qui, le premier, décrivit la circulation, et il le fit d'une manière si complète que peu de modifications ont été apportées à sa description.

Guillaume Harvey naquit à Folkstone (Kent), le 1er avril 1578. Il était l'aîné de neuf enfants. Après avoir étudié à Cantorbéry et à Cambridge, il vint en France en 1599 et de là se rendit à Padoue. C'est là qu'il eut pour maître Fabrice d'Aquapendente. De retour en Angleterre, en 1615, il fut nommé professeur d'anatomie. Le roi Jacques Ier le choisit pour médecin, et son successeur, Charles Ier, l'honora de la même faveur. Il partagea la mauvaise fortune de ce dernier et, après bien des disgrâces et bien des amertumes, il mourut le 3 juin 1658, âgé de 80 ans.

Depuis 1602, l'idée de la circulation avait germé dans l'esprit d'Harvey. Il commença à l'enseigner à Londres dès 1619. Mais esprit réfléchi et consciencieux, il consacra encore neuf années à faire des expériences et, ce ne fut qu'en 1628 qu'il publia, dans un petit livre de 30 pages, sa découverte qui, en révolutionnant les idées jusqu'alors reçues, souleva des tempêtes et lui attira avec l'admiration et l'enthousiasme de quelques-uns, les railleries et les critiques haineuses de la plupart. Son caractère modeste, doux et modéré, lui fit supporter également sans humeur les critiques littéraires dont il fut l'objet et sans un chagrin trop vif, les disgrâces qui furent la suite de ces opinions politiques. (Jourdan.)

Il fut l'homme qui compte parmi ceux qui ont le plus illustré l'Angleterre et la science.

Qu'est-ce donc que la Circulation?

En anatomie nous avons vu que le cœur est un muscle creux composé de quatre cavités disposées de telle sorte que l'oreillette communique avec le ventricule, mais que normalement, ni les oreillettes ni les ventricules, ne communiquent entre eux. Il en résulte que l'on peut envisager cet organe comme formé de deux cœurs adossés l'un à l'autre, l'un droit, l'autre gauche, mais ne communiquant pas l'un avec l'autre. Si nous prenons comme point de départ le ventricule gauche, voici ce qui se passe au moment où le cœur se contracte. Le sang passe du ventricule gauche dans l'aorte et de là par une foule de canaux, nommés artères, dans tout le corps.

Quant il a servi à la nutrition de notre organisme, il passe des artères dans de petits vaisseaux plus fins que des cheveux et nommés pour cela capillaires.

Puis, après s'être modifié dans sa composition physique et chimique, il est repris par les veines qui le ramènent au cœur, et le verse dans l'oreillette droite.

Cette première phase, qui part du ventricule gauche et aboutit à l'oreillette droite, se nomme la grande circulation, parce que, dans ce trajet, le sang passe à travers tout notre corps.

Arrivé dans l'oreillette droite, il passe dans le ventricule droit à travers un orifice dont vous avez vu la forme et la disposition sur un cœur d'animal (en tout semblable au nôtre). Puis du ventricule droit, il est conduit par l'artère pulmonaire dans les poumons où il subit le contact de l'air dans des vaisseaux très fins nommés aussi capillaires; puis il passe dans les veines pulmonaires qui le ramènent dans l'oreillette gauche.

Cette seconde phase, commençant au ventricule droit et aboutissant à l'oreillette droite, se nomme la petite circulation, parce que son parcours est bien moindre, puisque le sang, qui part du cœur (ventricule droit), ne fait que de traverser le poumon avant de s'y jeter de nouveau (oreillette gauche).

Telle est, en peu de mots, la circulation.

Le cœur se contracte à peu près 60 à 70 fois par minute. A chaque contraction, les artères se dilatent, et si on met le doigt sur une artère, qui repose sur un plan résistant comme les os, on sent un mouvement qui coïncide avec la contraction du cœur, c'est le pouls. Ce phénomène s'observe partout où il y a une artère, mais, en général et pour plus de facilité, on examine le pouls au poignet en mettant le doigt sur l'artère radiale.

Le sang marche dans les vaisseaux avec une vitesse moyenne de 1 mètre en 4 secondes.

Le sang est l'intendant chargé de distribuer à nos organes tous les matériaux dont ils ont besoin ; pour cela, il faut qu'il renouvelle incessamment ses provisions, et de plus, comme nos organes lui remettent en passant tout ce qui est usé et ne peut plus leur convenir, il faut qu'il se débarrasse de tous ces vieux matériaux. Ce double phénomène s'accomplit dans les poumons par la respiration.

Respiration.

La fonction de circulation est donc intimement liée à la fonction de respiration et pendant la vie, à l'état normal, on ne peut supposer l'une sans l'autre.

Le poumon est un organe creux percé d'innombrables canaux qui aboutissent tous à un cul-de-sac, nommé *alvéole*. On compte dans nos deux poumons *dix-huit cent millions d'alvéoles* qui représentent une surface de *deux cents mètres carrés* et on a calculé que, chez l'adulte, il passe, dans *24 heures*, dans les poumons, *deux mille litres de sang*. Il est bien entendu que c'est toujours le même qui revient, puisque notre corps n'en contient pas plus de cinq litres chez un homme ordinaire.

Alternativement l'air est inspiré et expiré; une inspiration et une expiration, constituent une respiration.

Il y en a de 14 à 16 par minute. Ceci fait, par 24 heures, *2,000* respirations; et comme à chaque respiration nous faisons pénétrer dans notre poitrine un demi-litre d'air en moyenne, on voit que, par jour, un homme respire 1,000 litres d'air.

Au point de vue mécanique, notre poitrine se dilate et se resserre par l'action des muscles.

Au point de vue chimique, et nous voici revenu à l'étude du sang, voilà ce qui se passe :

L'air est un mélange de 21 parties d'oxygène et de 79 parties d'azote.

Le sang qui revient des diverses parties de notre organisme après avoir traversé le cœur droit comme nous l'avons vu, pénètre dans le poumon. Là il se charge d'oxygène, il en fait une bonne provision et, en échange, il abandonne, sous forme d'acide carbonique, tous les déchets qu'il a recueillis sur sa route. Il prend une belle couleur rouge rutilante et on le nomme alors *sang artériel*. Cette belle couleur, il la perd dans nos tissus dès qu'il a laissé une partie de son oxygène, et on le nomme alors *sang veineux*, que caractérise une couleur noir foncé.

Vous savez que le sang se compose de deux parties : une liquide et l'autre formée par une quantité de petits globules dont le nombre, dans nos cinq litres de sang, s'élève à près de 25 trillions. Ce sont ces globules qui sont les réceptacles de l'oxygène dans le sang rouge ou artériel.

Quand le sang sort des vaisseaux, il se coagule. C'est-à-dire qu'une partie, *la fibrine*, se prend en gelée alors que dans les vaisseaux elle est à l'état de solution. Elle emprisonne les globules dans ses mailles et leur réunion forme le caillot. Le liquide qui reste est légèrement jaunâtre et porte le nom de sérum.

Enfin, il faut savoir que c'est grâce à ces phénomènes chimiques, que l'on a comparés à une vraie combustion, que notre corps se maintient à une température constante qui est normalement de 37°,5. On a construit des thermomètres spéciaux qui servent à apprécier la température de notre corps et dont on se sert surtout pour apprécier l'intensité de la fièvre.

En résumé, le sang circule dans des vaisseaux, c'est-à-dire dans des tubes; il parcourt tout notre corps et vient se revivifier au contact de l'air introduit dans les alvéoles pulmonaires par la respiration. Ce mouvement se renouvelle sans cesse à chaque contraction cardiaque.

6me CONFÉRENCE

SYSTÈME NERVEUX — PHONATION — ORGANE DES SENS

1° Système nerveux.

Nous avons vu en anatomie que tout le système nerveux se résume en dernière analyse dans la cellule nerveuse et le tube nerveux. Les cellules nerveuses se trouvent dans la substance grise et le tube dans la substance blanche et les nerfs.

Toute impression est ressentie par les cellules nerveuses. Les tubes ne sont que les fils télégraphiques qui transmettent les impressions; et, d'une façon assez exacte, en comparant notre système nerveux au télégraphe, on peut dire que, si les nerfs en sont les fils, les amas de cellules nerveuses sont les récepteurs où aboutissent et d'où partent les dépêches.

Il existe dans les nerfs un courant nerveux, comme il existe dans un télégraphe, un courant électrique. On a pu mesurer la vitesse du courant nerveux qui est de 28 à 30 mètres par secondes.

Parmi les nerfs, les uns transmettent seulement le mouvement, les autres la sensibilité, d'où les noms de nerfs *moteurs* et *sensitifs*.

En dehors des actes intellectuels, le système nerveux tient sous sa dépendance tout ce qui se passe dans notre organisme.

L'ensemble du système nerveux se subdivise en régions spéciales que l'on nomme *centres*. Ces centre d'action réagissent les uns sur les autres et leur étude en est très compliquée.

Certains actes que nous accomplissons se passent sans que nous en ayons, jusqu'à un certain point, conscience. Ce sont les actes nommés réflexes. Ils résultent de ce qu'une sensation, étant transmise à un centre nerveux, tel que la moelle épinière, par exemple, excite ce centre qui réagit de lui-même en provoquant un mouvement. L'éternuement, par exemple, est un acte réflexe. Quand on prise pour la première fois, l'action du tabac irrite les nerfs sensitifs de la muqueuse du nez, cette impression va se réfléchir dans un centre nerveux qui va provoquer un mouvement d'expiration forcé connu sous le nom d'éternuement.

Telles sont les notions générales et très sommaires qu'il est bon de retenir.

Fonctions du Larynx. — Voix.

La phonation propre à l'homme est le moyen par lequel il entre directement en communication avec ses semblables. C'est dans le larynx que se forment les sons. Ils sont la résultante des vibrations des cordes vocales, dont les bords libres vibrent comme dans un tuyau à anche.

Le son, pour devenir parole, nécessite l'articulation. Aussi dans le langage bien des parties diverses entrent en jeu.

Tels sont : le nez, la trachée-artère, les bronches, l'arrière-gorge, la bouche, la langue et les lèvres.

On a divisé les voix en voix de basse, de baryton, de ténor pour les hommes, et de contralto, de mezzo-soprano et de soprano pour les femmes.

A l'âge de la puberté, la voix se modifie. Elle s'abaisse d'un octave chez les garçons et de deux tons seulement chez les filles. La voix s'abaisse aussi en vieillissant, les ténors deviennent barytons.

L'étude du langage ne peut être faite ici; elle sort des limites de ce travail. Je ne puis que la mentionner malgré tout l'intérêt qui s'y rattache.

Organes des Sens.

DU TOUCHER

La sensibilité réside dans tous les points de notre corps. Toute la surface de la peau est sensible, mais à des degrés divers suivant les régions.

Quand une sensation s'exagère, il arrive un moment où il se produit de la douleur. La douleur, dans son intensité, est très variable d'un individu à un autre; de telle sorte que ce qui produit de la douleur chez l'un, peut n'être qu'à peine senti chez un autre.

Dans certain cas, la sensation de contact existe bien; mais si loin que l'on pousse cette sensation, il n'y a pas de douleur; c'est ce que l'on nomme analgésie.

Si la sensation du contact a elle-même disparue, on dit qu'il y a anesthésie.

Certains corps produisent ce dernier état; exemple : l'éther, le chloroforme, le protoxyde d'azote. On les nomme anesthésiques.

L'appréciation bien nette de la température ne se fait qu'entre + 10° et + 47° centigrades; et le maximum de délicatesse, pour l'appréciation des températures, est entre + 27° et + 33°.

La muqueuse buccale supporte des températures plus élevées que ne peut supporter la peau; on ne pourrait laisser son doigt dans du bouillon ou du café que l'on boit facilement.

La durée des sensations tactiles est très courte; elle est de $\frac{1}{540}$ de seconde.

Notons, en passant, que la durée des sensations auditives est de $\frac{1}{33}$ de seconde et celles des sensations visuelles de $\frac{1}{10}$ de seconde, chiffres de beaucoup supérieurs.

OLFACTION ET GOUT

On peut réunir ensemble ces deux sens qui fonctionnent si souvent simultanément.

La gustation ne s'exerce pas également dans toute la bouche. Les acides et les sels sont mieux goûtés à la pointe de la langue; les substances amères et nauséeuses le sont surtout à la base. C'est pour cette raison que le sulfate de soude paraît salé quand on le goûte du bout de la langue, et amer quand on l'avale.

Il y a des contrastes dans ces sensations :

Le sucre rend le vin amer. L'art culinaire est basé sur les sensations de contrastes.

Pour goûter, il faut pouvoir sentir. Le meilleur vin n'a plus de bouquet quand on a un coryza.

Notre odorat a une grande perspicacité. On reconnaît dans l'air un demi-millionième d'acide sulfhydrique et des traces impondérables de camphre.

Malgré cela, notre odorat n'est rien auprès de celui du chien.

Quand on fait arriver à chaque narine une odeur différente, il n'y a pas mélange des deux sensations. Elles se succèdent l'une à l'autre.

DE L'OUIE

Pour bien comprendre la physiologie de l'audition, il faut avoir présent à la mémoire les notions élémentaires d'acoustique que la physique enseigne. Il faut savoir définir l'intensité, la hauteur et le timbre d'un son; et savoir ce qu'on entend par son fondamental et sons harmoniques. Il ne peut entrer dans le plan de ce résumé de donner tout ce qui ressort de la physique. Aussi il me suffira de dire que les vibrations de l'air qui forment un son, sont recueillies par le pavillon et le conduit auditif externe. Au fond de ce conduit, la membrane du tympan est mise en vibration, et, par l'intermédiaire de quatre petits os, le son se transmet au nerf acoustique, ou plus exactement, au liquide dans lequel baignent les terminaisons de ce nerf.

Nous ne percevons que les sons compris entre 33 et 76,000 vibrations par seconde.

Quoique l'ouïe ne soit pas un sens aussi important physiquement que la vue, il est celui qui a le plus d'influence sur le moral. Il est prouvé que le développement intellectuel de l'enfant est profondément modifié par la surdité. Aussi c'est surtout dans l'enfance que l'on doit éviter tout ce qui peut amoindrir cet organe.

Il serait à désirer que, rompant avec la routine trop longtemps suivie en France, les parents et les instituteurs et institutrices fissent soigner, dès le début, toute maladie de l'audition.

DE LA VUE

Pour bien comprendre la physiologie de la vision, il est absolument nécessaire, comme pour l'ouïe, de connaître la partie de la physique que l'on nomme optique.

Les rayons lumineux subissent ce qu'on nomme la réfraction en traversant les milieux de l'œil ; puis ils vont impressionner la rétine. C'est la rétine qui est la partie sensible de l'œil.

On dit qu'un œil est myope quand l'objet va se peindre en avant de la rétine. L'axe de l'œil est trop long. La myopie est donc un vice de conformation anatomique.

Quand l'axe de l'œil est trop court on dit qu'il est hypermétrope.

Notre œil possède un petit muscle qui a la propriété d'adapter notre vision à toutes les distances. Cette propriété s'appelle l'accommodation. Par suite des progrès de l'âge, cette faculté diminue surtout pour les objets rapprochés et l'œil est alors presbyte. Il ne faut donc pas confondre l'hypermétropie qui est, comme la myopie, un vice de conformation et la presbytie qui n'est qu'un trouble fonctionnel.

Notre œil est un instrument très imparfait; il y a même un point de la rétine qui ne voit rien du tout, c'est ce qu'on nomme la tache aveugle.

Enfin, les couleurs sont loin d'être également perçues par tout le monde; il existe une affection assez fréquente que l'on nomme daltonisme, et qui consiste en ce que les personnes qui en sont atteintes, confondent le rouge et le vert.

Malgré tout l'intérêt que comporte cette question, le cadre de ce résumé ne me permet pas de m'étendre davantage sur ce sujet.

CONFÉRENCES

FAITES

Par le Docteur Angelo BOLOGNESI

1re CONFÉRENCE

DE L'HYGIÈNE. — GÉNÉRALITÉS

L'hygiène est l'art de conserver et perfectionner sa santé. Son étude comprend trois parties principales :

1° L'hygiène générale; 2° l'hygiène individuelle; 3° l'hygiène publique.

Depuis longtemps, on a reconnu l'utilité de cette science, et les auteurs les plus anciens traitent des moyens hygiéniques propres à conserver la santé ou à guérir les maladies; mais c'est surtout de nos jours, qu'on s'occupe sérieusement de ces hautes questions d'intérêt social.

Depuis le commencement de ce siècle, l'hygiène a fait de grands progrès; nous en donnerons les trois preuves suivantes :

1° La progression de la durée moyenne de la vie;

2° La diminution de la mortalité et, comme conséquence, l'augmentation de la population ;

3° La disparition de certaines grandes épidémies.

Avant 1789, les tableaux de Duvillard nous apprennent que la durée moyenne de la vie était de 28 ans. En 1817, elle s'élève à 31 ans; en 1831, à 31; en 1853, à 36. De nos jours, d'après Boudin, la durée moyenne de la vie serait de 36 ans et demi.

Les progrès de l'hygiène ont beaucoup contribué à la diminution de la mortalité; mais c'est surtout depuis la loi de 1874 sur la protection des enfants, qu'on a obtenu les résultats les plus satisfaisants. La mort ne frappe pas également tous les âges. Les enfants, immédiatement après leur naissance, sont les plus exposés. Dans le cours de la première année, la 5e partie de ceux qui ont vu le jour meurent par suite de faiblesse de constitution, ou faute des soins délicats qui doivent entourer la première enfance. Ceux de la deuxième et de la troisième année sont encore exposés, puis la vie s'affermit; et la mort a beaucoup moins de prise. Le nombre des naissances varie peu en France, il est de beaucoup inférieur à celui des puissances voisines. M. Théophile Roussel a pensé que, puisqu'il était difficile d'augmenter le nombre des naissances, on pourrait cependant augmenter la population, en diminuant la mortalité qui frappe d'une manière si impitoyable, pendant les premières années de la vie.

C'est surtout chez les tout jeunes enfants que les précautions hygiéniques doivent être scrupuleusement observées. Chez ces petits êtres délicats et fragiles, le moindre refroidissement, le moindre écart de régime, peuvent amener des accidents rapidement mortels.

Si l'on étudie les statistiques relatives à la mortalité du jeune âge, on constate qu'elle est beaucoup plus grande sur les jeunes enfants confiés à des mains étrangères que sur ceux élevés par leur propre mère. Chacun sait, que s'il existe de bonnes nourrices, qui donnent aux enfants qui leur sont confiés, des soins aussi intelligents et aussi dévoués que ceux que leur pourrait donner leur véritable mère; il en existe un certain nombre, malheureusement trop grand, qui ne voient dans l'enfant commis à leur garde, qu'un objet devant chaque mois leur rapporter une somme fixe. Elles considèrent leur nourrisson, comme un véritable objet de spéculation. Souvent, elles en prennent plusieurs pour augmenter leurs revenus, et, au lieu d'entourer ces intéressantes créatures, des soins et des précautions indispensables à leur santé, elles les abandonnent souvent à tous les hasards, les privant des soins hygiéniques les plus élémentaires; d'autres leur donneront une nourriture absolument incompatible avec la faiblesse et la délicatesse de leurs organes, et leur occasionneront ainsi des lésions intestinales graves qui amèneront bientôt le dépérissement et la mort. C'est en connaissance de ces faits malheureux, que M. Roussel a pensé qu'il était nécessaire de surveiller et protéger ces petits êtres, et la loi de 1874 peut ainsi être considérée comme une des plus utiles et des plus patriotiques. Depuis cette époque, des médecins inspecteurs ont été nommés, et leur devoir consiste à visiter les enfants placés en nourrice et à se rendre compte de leurs besoins et de leurs souffrances. Arrivant à des époques variables, et presque toujours au moment où la nourrice les attend le moins, ils l'invitent à tenir le nourrisson dans des conditions hygiéniques aussi bonnes que possible. Chaque visite est pour eux une occasion d'instruire la nourrice sur mille petits détails indispensables, et, en même temps, de détruire de vieux usages routiniers plus nuisibles qu'utiles. La loi de protection de l'enfance a déjà donné de brillants résultats; bientôt, nous l'espérons, l'inspection existera dans tous les départements, et la diminution de la mortalité des enfants, grâce à l'application de l'hygiène, donnera une augmentation réelle et progressive de notre population.

Nous avons dit, Mesdames, que la disparition de certaines épidémies était une des preuves des progrès de l'hygiène. Non seulement un certain nombre de ces épidémies sont disparues, mais celles qui existent encore sont très atténuées.

L'épidémie récente de choléra, dont nous avons tous pu étudier la marche, nous apporte de sérieux arguments en faveur de l'hygiène et de son utilité.

En 1817, le choléra partait de l'Inde, son berceau, et où il existe à l'état endémique, et il s'étendait progressivement en Asie, en Europe et dans le monde entier. Cinq épidémies sont déjà venues nous atteindre : 1832, 1849, 1854, 1865 et 1884. Les trois premières furent aussi meurtrières, la quatrième le fut dix fois moins ; toutes les quatre se répandirent dans toute la France, la cinquième, celle de 1884, dont nous avons tous été témoins, a été arrêtée, localisée, limitée, au point que pour la France, le Midi seulement, et en particulier Marseille et Toulon, furent les seuls points atteints. Je ne parle pas des quelques cas survenus à Paris et à Nantes et qui n'ont eu que peu d'importance. Il est démontré aujourd'hui que le choléra est un poison tellurique, d'une nature spéciale, engendré et entretenu par la décomposition des matières organiques à la surface du sol. Éminemment contagieux, transmissible de l'homme à l'homme, sa contagion s'effectue surtout par les déjections. Il étend ses ravages dans les lieux bas, étroits, humides et malpropres.

Puisque nous connaissons les conditions qui favorisent le développement de ce fléau redoutable, c'est à nous de les fuir, c'est à nous de les combattre, pour anéantir le mal non seulement en cherchant à empêcher sa naissance, mais encore et surtout lorsqu'il est né, en lui enlevant tous moyens d'existence et de développement. C'est par l'application des lois de l'hygiène que nous arriverons sûrement à ce résultat. En général, quand une épidémie éclate, on la voit se développer avec rapidité, dans les localités où les conditions sanitaires sont mauvaises. C'est ce qui s'est produit dans la récente épidémie. Partout où les lois de l'hygiène étaient observées, l'épidémie était relativement bénigne ; au contraire, partout où les conditions sanitaires étaient mauvaises, au point de vue du régime, des eaux potables, de leur mélange par infiltration aux matières excrémentitielles, partout où ces matières infectaient le sol, partout, dans ces conditions, le fléau a été sévère et la mortalité considérable. Dans les villes, les quartiers atteints sont généralement les plus populeux, les plus encombrés, les moins aérés, ceux qui renferment le plus de détritus. Le fléau trouve là d'excellentes conditions pour se propager et se multiplier. Les victimes sont naturellement les habitants de ces quartiers, c'est-à-dire, les ouvriers qui offrent une large prise au fléau, se trouvant à tous les points de vue dans de mauvaises conditions hygiéniques de logement, vêtements, aliments, fatigues, etc., etc.

Toutes les maladies qui déciment les populations sont des maladies contagieuses. Or, toutes les maladies contagieuses sont destinées à disparaître un jour, c'est-à-dire à s'atténuer de telle façon qu'il n'y aura plus lieu d'en tenir un compte sérieux parmi les causes de la mortalité.

Du moment qu'une maladie se transmet du malade à l'homme sain, on peut toujours empêcher cette transmission. L'histoire de la médecine est pleine de maladies disparues ou atténuées. Grâce aux progrès continuels de l'hygiène, la peste, la suette, la lèpre, la maladie gangréneuse du Moyen-Age ne sont plus que des souvenirs. Le scorbut était autrefois une des grandes causes de mort des marins et des populations qui habitaient les mers du Nord; cette affection est aujourd'hui disparue de nos pays, et on ne la rencontre plus guère que dans les contrées septentrionales.

L'ergotisme, maladie gangréneuse, l'acrodynie, maladie convulsive, toutes deux, le résultat de la misère et de l'altération des aliments, ont autrefois décimé les populations pauvres de l'Europe. C'est à peine, aujourd'hui, si l'on en peut signaler de rares exemples.

Si, maintenant, nous considérons parmi les maladies à épidémies relativement fréquentes, la fièvre typhoïde, beaucoup plus commune que le choléra, beaucoup plus répandue et non moins redoutable; il nous sera facile de constater que c'est encore et toujours l'absence de précautions hygiéniques qui favorise et développe cette maladie. Ainsi, il est fréquent de voir la fièvre typhoïde frapper de préférence les jeunes gens nouvellement arrivés dans un pays, les collégiens de retour au lycée, les étudiants à leur rentrée à Paris, les domestiques, les nouvelles recrues, ayant quitté les campagnes et venant habiter les villes, etc., etc. Les gens surmenés, mal nourris, vivant dans l'encombrement, comme les soldats dans les casernes, les ouvriers dans les grandes maisons, au fond des cours mal aérées de nos grandes villes, sont dans d'excellentes conditions pour contracter la fièvre typhoïde.

Une fois déclarée, cette affection se répand avec une rapidité foudroyante; et il a suffi d'un cas pour infecter toute une ville. De nombreux exemples nous démontrent, chaque jour, les divers modes de propagation de cette maladie, soit par l'air infecté, soit par les eaux potables. L'hygiène nous apprendra à combattre et à éviter toutes ces causes.

Les progrès de l'hygiène n'accordent pas seulement des bénéfices réels aux individus sains; les malades également en ont largement profité, et si nous considérons la statistique des hôpitaux, nous constatons avec satisfaction que les résultats augmentent tous les jours et que c'est en grande partie aux améliorations et aux précautions hygiéniques que sont dus les progrès réels faits par la médecine et surtout par la chirurgie.

C'est ainsi que beaucoup d'affections dues à l'encombrement des malades dans les mêmes salles, sont disparues ou très atténuées. Un certain nombre de ces complications ne se rencontrent plus que dans des circonstances exceptionnelles, comme dans les temps de guerre, par exemple. La pourriture d'hôpital devient de plus en plus rare; les érysipèles et beaucoup d'autres complications des plaies, qu'on voyait communément dans les hôpitaux, se rencontrent bien plus rarement. Les précautions antiseptiques ont pour résultat de les faire disparaître.

Nos hôpitaux ne ressemblent plus à ce qu'ils étaient autrefois. Pour vous donner un exemple de cette différence, il me suffira de vous faire savoir ce qu'était l'ancien Hôtel-Dieu de Paris. C'était un des plus anciens de tous les hôpitaux d'Europe. On y recueillait à toute heure du jour et de la nuit, les pèlerins, les mendiants et les malades, de quelque âge, sexe, condition, pays et religion qu'ils fussent, Il y avait environ mille lits, six cents grands et quatre cents petits. Dans chacun de ces lits, on était souvent dans la nécessité de coucher huit ou dix malades, et, il n'était pas rare d'y rencontrer des morts mêlés aux vivants. Les maladies contagieuses ou non, les blessés, les fiévreux, les convalescents, et même les fous, tous étaient réunis dans les mêmes salles.

Une salle était consacrée aux femmes enceintes. Légitimes ou de mauvaises mœurs, saines ou malades, elles s'y trouvaient toutes réunies; Trois ou quatre couchaient dans le même lit, exposées à l'insomnie, à la contagion des voisines malsaines. Les femmes accouchées étaient également réunies, quatre ou plus dans le même lit, où elles s'infectaient mutuellement. La plupart périssaient ou sortaient languissantes. Joignez à cet encombrement, la respiration d'un air vicié et humide, dans ces salles où ne pénétrait ni l'air, ni la lumière, et vous comprendrez facilement pourquoi la mortalité y était considérable.

Depuis cette époque de grands changements et de grandes améliorations ont été apportés, et l'hygiène des hôpitaux a fait de grands progrès. Aussi le niveau de la mortalité a-t-il été considérablement abaissé.

Bien des réformes utiles restent encore à faire, les hygiénistes les étudient, et chaque jour voit naître de nouvelles améliorations au profit de l'humanité.

2me CONFÉRENCE

DES ALIMENTS

On entend par aliment, toute substance qui, introduite, dans l'appareil digestif, est capable de fournir les éléments de réparation de nos tissus et les matériaux de la chaleur animale. On divise les aliments en deux grandes classes, les aliments liquides ou boissons et les aliments solides.

Les aliments solides peuvent provenir du règne animal ou du règne végétal.

Aliments d'origine animale.

Les aliments qui nous sont fournis par le règne animal sont les viandes de boucherie, les volailles, le gibier, les poissons, les mollusques et les crustacés.

La digestibilité des viandes et volailles, varie suivant l'âge et le mode de cuisson. Plus les animaux sont jeunes, plus ils sont faciles à digérer. Les viandes grillées sont plus digestibles que les viandes rôties ou préparées autrement. Les poissons à chair blanche sont les plus digestifs, mais ils sont peu nutritifs.

Les poissons doivent être mangés très peu de temps après avoir été pêchés, leur chair s'altère rapidement. Les huîtres fraîches sont faciles à digérer, pourvu qu'on n'en prenne pas une quantité considérable. Les langoustes, homards, crevettes, sont souvent la source d'indigestions. La meilleure préparation à faire subir au poisson, est le grillage. La cuisson dans l'eau plus ou moins aromatisée et additionnée de condiments, vient après. La friture, prise en quantité notable, est indigeste. Cependant, les poissons naturellement gras (anguille, lamproie), sont plus digestifs frits que bouillis.

Il existe des poissons vénéneux. On peut le reconnaître en prenant un morceau de foie, et en se frottant les lèvres. Si le poisson est vénéneux, on éprouve une cuisson assez vive, et les lèvres deviennent enflées et douloureuses. L'ingestion des huîtres et des moules, détermine quelquefois de la diarrhée, des coliques, des vomissements et des crampes. On a vu ces accidents se terminer par la mort.

Le bouillon est le liquide qui résulte de la cuisson des viandes. Pour certains auteurs, le bouillon est un bon aliment qui convient particulièrement aux convalescents et aux individus atteints de dyspepsie, d'autres auteurs prétendent que ce n'est pas un aliment; ils le considèrent comme un excitant des organes digestifs stimulant l'appétit et facilitant la digestion. Le bouillon de poulet est le plus nourrissant de tous et le plus facile à digérer. Le bouillon de veau est très peu nutritif. On l'emploie comme tisane. Le jus de viande est une préparation excellente pour les estomacs faibles et les convalescents. Il est très nourrissant et d'une digestion facile.

Les animaux nous fournissent encore des aliments importants autres que la viande, ce sont : le lait et les aliments qui en dérivent, le beurre, le fromage, les crèmes, et enfin les œufs, aliments des plus nutritifs, quoique sous un petit volume. Le lait est le type de l'aliment complet, c'est la nourriture qui convient le mieux aux enfants. Il réussit bien, du reste, à la plupart des estomacs.

Les œufs sont des aliments très nutritifs et facilement digestibles, surtout à l'état de crudité. Ils ne se coagulent que dans l'estomac, et ainsi coagulés, ils se dissolvent très facilement dans le suc gastrique. Il est peu d'aliments qui se digèrent aussi facilement qu'un œuf cru ou presque cru. L'œuf à la coque est très digestible, l'œuf frit est plus indigeste. L'œuf dur est d'une digestion difficile, mais une fois dissous dans le suc gastrique, il apaise la faim pour longtemps. Les œufs frais, légèrement cuits, sont la nourriture la plus saine, la plus réparatrice et la plus facilement digestible qu'on puisse donner, dans des cas de gastralgie, de dyspepsie, ainsi qu'aux estomacs des convalescents.

Aliments d'origine végétale.

Les principaux produits alimentaires d'origine végétale sont : les céréales, les légumes et les fruits.

CÉRÉALES

On comprend sous la dénomination de céréales, le froment, le seigle, le riz, le maïs, l'avoine, l'orge, etc., etc.

Ces diverses céréales contiennent des proportions variables de gluten, substance albumineuse, des matières féculentes, des matières grasses et des sels. Plus les farines renferment de gluten, plus elles sont nutritives. La farine de froment sert surtout à la fabrication du pain.

Le pain est un des aliments les plus précieux pour l'homme. L'observation journalière a démontré, que le pain à mie épaisse est indigeste, de même que le pain tendre, encore chaud et sortant du four. Le pain mangé trop vite est indigeste. Si la salive n'a pas eu le temps de l'humecter, la fécule qu'il contient n'a pu être convertie en dextrine. La matière amylacée, arrivée dans l'estomac, joue le rôle de corps étranger et nuit à la digestion des autres aliments introduits en même temps dans l'estomac.

Le pain rassis est plus digestif que le pain tendre. La farine de froment est employée à d'autres usages qu'à la fabrication du pain. Une des préparations les plus simples est la bouillie au lait pour les enfants. Ils la digèrent avec facilité. On doit éviter d'en faire abus; le tube digestif s'en fatiguerait vite, et la rejetterait par les vomissements et les selles. Elle est la transition du régime purement lacté à la nourriture azotée. La farine de froment entre comme accessoire dans une foule de préparations culinaires. Les sauces blanches en contiennent une certaine quantité. Les pâtisseries sont en général constituées par une association de beurre et de farine de froment triturés, malaxés et cuits ensemble, à des degrés différents. On peut dire, d'une façon générale, que toutes les pâtisseries, sans exception sont lourdes, indigestes et mauvaises pour l'estomac. Il est prudent d'en faire usage le moins possible. Le seigle, l'orge, l'avoine, le riz, le blé noir sont également employés dans l'alimentation.

LÉGUMES

On divise les légumes en féculents ou farineux et en légumes herbacés. Parmi les premiers, nous citerons la pomme de terre, les pois, les haricots, les lentilles, etc. La pomme de terre est un aliment très utile, très nourrissant et de facile digestion. A côté des racines féculentes, nous placerons les champignons, dont il faut distinguer les comestibles et les vénéneux. Le champignon est un aliment nourrissant, mais très indigeste. Parmi les légumes herbacés, nous citerons l'asperge, l'artichaut, le céleri, le chou, la carotte, etc., etc.

A l'exception de l'artichaut, de la laitue et du céleri, toutes ces herbes se mangent cuites. Elles sont d'une digestibilité facile, mais leur pouvoir nutritif est faible. L'artichaut cuit est un aliment doux, d'une digestion facile et assez nourrissant. Il convient aux convalescents. Le chou est d'une digestion difficile, il est peu nourrissant et détermine souvent le dégagement de beaucoup de gaz. Les estomacs délicats, atteints de dyspepsie, les convalescents doivent éviter les choux, quelque bien cuits qu'ils soient. La chicorée, l'oseille, les épinards sont d'une digestion facile, mais peu nourrissants. Ils s'associent très bien aux viandes, dont ils atténuent les qualités, parfois trop excitantes et trop stimulantes. Les salades se mangent crues et aromatisées avec l'huile, le vinaigre, le sel et le poivre, quelquefois un peu d'ail. Elles sont peu nourrissantes, sont bien digérées par de bons estomacs, mais tout à fait indigestes pour les estomacs débiles, les convalescents. Elles servent à faciliter la digestion des viandes, et à atténuer leurs qualités stimulantes.

FRUITS

Les fruits peuvent être divisés en cinq classes : acides, sucrés, huileux, astringents, féculents. L'orange est un des fruits acides les plus délicieux dont l'homme puisse faire usage. La saveur douce, sucrée et acide en fait un fruit rafraîchissant très agréable.

Les pommes et les poires peuvent être considérées comme des fruits acides, et comme des fruits sucrés. Elles sont d'autant plus faciles à digérer, que leur tissu est plus mou, leur acidité plus faible, et leur saveur sucrée plus prononcée. Cuites, ce sont des aliments nourrissants, d'une digestion facile et bien supportés par les estomacs faibles, débiles et les convalescents. Dans la classe des fruits sucrés, nous trouvons le raisin qui est rafraîchissant et laxatif, les prunes qui, desséchées et cuites, constituent les pruneaux, aliments nourrissants, digestifs et laxatifs. Les fruits huileux comprennent les amandes, les noix, les noisettes; ils sont d'une digestion difficile. Les fruits astringents comprennent les coings et les nèfles. Ils ne peuvent être mangés que très murs. Les fruits féculents, comme les marrons, les châtaignes, sont des aliments excellents, d'une digestion facile, dont les habitants de l'Auvergne font un grand usage.

Condiments.

A côté des aliments se placent les condiments. Ce sont des substances qui favorisent la digestibilité des aliments et influent sur leur puissance nutritive. On les divise en condiments salins, acides, sucrés, gras, âcres et aromatiques. Le plus important des condiments salins est le sel, qu'on extrait de la mer et des mines de sel gemme. Il excite l'appétit et stimule la sécrétion de la salive et du suc gastrique. Parvenu dans la circulation, il joue un rôle important dans la composition du sang. Certains auteurs ont prétendu qu'il favorisait l'engraissement. On a fait l'expérience sur les animaux. On a ajouté du sel à leur ration de fourrages, et on a conclu que s'il n'a pas d'effet bien appréciable sur la croissance du bétail, il modifie favorablement la qualité de la viande de ces animaux. Il est indispensable à l'homme. Sans ce condiment, la digestion se ferait mal. En trop grande quantité, il détermine une irritation de la muqueuse gastro-intestinale et excite la soif. En trop petite quantité, il ralentit la digestion, et la rend languissante. La privation habituelle du sel détermine de la langueur, de la faiblesse, de la tendance à l'œdème des membres inférieurs, enfin les symptômes de l'anémie, par diminution de la proportion des globules et de l'albumine du sang.

Parmi les condiments acides, nous citerons l'acide citrique et le vinaigre. Ils relèvent le goût des mets et facilitent la digestion des aliments gras. L'abus de ces condiments produit l'irritation de la muqueuse stomacale, des gastralgies et des dyspepsies opiniâtres. Le sucre est le plus important des condiments sucrés. Pris en trop grande quantité, il diminue l'appétit, fatigue l'estomac, peut provoquer des gastralgies, des dyspepsies, et quelquefois de véritables inflammations gastro-intestinales, comme on l'observe chez les enfants qui abusent des sucreries.

Parmi les condiments âcres, nous citerons l'ail, les poireaux, les oignons, le poivre, la moutarde, etc. Parmi les condiments aromatiques, nous trouverons le thym, le romarin, le persil, etc. Enfin, la graisse, le beurre, les huiles font partie des condiments gras.

Tous ces condiments ont pour but de stimuler les organes du goût, de l'odorat, de la salivation et d'exciter la sécrétion du suc gastrique.

8me CONFÉRENCE

DES BOISSONS

Les boissons sont des aliments liquides, on les divise en boissons aqueuses, alcooliques ou fermentées, stimulantes ou aromatiques, acides ou acidulées.

Boissons aqueuses.

Les différentes eaux potables sont : l'eau de pluie, de neige ou de glace, l'eau distillée, l'eau de source, de rivière, l'eau des lacs, des marais, des étangs, l'eau de puits.

Pour être bonne, l'eau doit être fraîche, limpide, incolore, agréable au goût, sans saveur appréciable, suffisamment aérée. Elle doit bien dissoudre le savon, sans former de grumeaux, cuire les légumes secs et les viandes, sans les durcir. L'eau renferme souvent des matières qui en modifient les qualités et les rendent nuisibles. Ce sont des sels, des matières végétales ou animales, et des êtres microscopiques qui par leur décomposition, peuvent amener une alération plus ou moins rapide des eaux. L'eau est saine, lorsque les animaux et les végétaux doués d'une organisation supérieure peuvent y vivre. La présence du cresson de fontaine est un signe que l'eau est excellente.

L'action de l'eau sur l'économie varie suivant la quantité absorbée, sa température, et sa composition chimique. En quantité modérée, et à jeun, elle séjourne quelque temps dans l'estomac, puis est absorbée dans l'intestin grêle. Elle parvient dans la circulation, augmente et dilue la masse générale du sang; elle amortit l'excitabilité du système nerveux, facilite les sécrétions, et s'élimine avec elles par les reins et la peau. Prise pendant le repas, elle favorise la digestion, en délayant les aliments. En trop grande quantité, elle délaie le suc gastrique, fatigue l'estomac, ralentit ou empêche la digestion. L'excès habituel amène la perte de l'appétit, des coliques, de la diarrhée, de l'affaiblissement. L'eau chaude est un des meilleurs sudorifiques. L'eau tiède a un goût fade et ne désaltère pas. Elle peut amener des vomissements. L'eau froide produit une sensation agréable, calme la soif et stimule l'estomac. Lorsque le corps est en sueur, l'eau glacée peut amener des accidents graves. Ces accidents varient avec l'échauffement préalable du corps, l'état de vacuité de l'estomac, la grande quantité de boissons absorbées dans un temps donné, la basse température de cette boisson. On a observé dans ces cas; des inflammations subites du côté des organes respiratoires, des pleurésies suraiguës, des syncopes et la mort instantanée; d'autres fois; des troubles de l'appareil digestif, une sorte de choléra spasmodique, caractérisé par des vomissements, de la diarrhée, des crampes, des coliques atroces pouvant faire croire à un empoisonnement; quelquefois une péritonite aiguë.

Si l'estomac renferme des aliments le danger est moins grand, le contact avec la muqueuse est moins immédiat.

Les accidents ainsi observés ne dépendent pas uniquement de la qualité des boissons, mais bien de leur basse température. Les autres boissons glacées, bière glacée, vin glacé, provoquent les mêmes phénomènes morbides. Le danger est beaucoup plus grand, si l'individu qui les absorbe est immobile.

L'eau est la boisson naturelle, la boisson par excellence, elle suffit aux neuf dixièmes de l'espèce humaine. C'est celle qui convient le mieux à l'homme, au point de vue hygiénique; elle est préférable à toute liqueur alcoolique ou fermentée. On la considère comme une condition favorable à la longévité.

Boissons alcooliques.

Les boissons alcooliques, comprennent : les vins, les eaux-de-vie, la bière, le cidre, le poiré.

Le vin, qu'on obtient par la fermentation du jus de raisin, a une composition complexe. Il contient de l'eau, de l'alcool, de la glycérine, des acides, du sucre, du tannin et des éthers qui donnent au vin son bouquet. La qualité des vins dépend de la quantité des alcools qu'ils contiennent. Les vins des climats chauds sont plus alcooliques que ceux des climats froids. On divise les vins en alcooliques, astringents, acides, mousseux, avec bouquet, ou sans bouquet. Le Frontignan, le Lunel, le Malvoisie sont des vins alcooliques sucrés. Le Madère, le Xérès, le Porto sont des vins alcooliques secs. Excitants, chauds et généreux, ces vins conviennent aux convalescents qui ont l'estomac en bonne santé. Les vins de Bordeaux sont moins excitants et plus toniques. Ils conviennent parfaitement aux estomacs faibles et à tous les convalescents. On boit généralement le vin mêlé d'eau. Ce mélange constitue une boisson saine et agréable, mais à la condition de faire ce mélange, au moment des repas. Le mélange fait longtemps d'avance donne une boisson insipide qui a perdu toutes les qualités du vin étendu d'eau.

L'eau-de-vie s'obtient : 1° par la distillation du vin, ou de substances ayant subi la fermentation alcoolique, comme les fruits du pommier, prunier, genévrier, cerisier, etc.;

2° Par la distillation du principe sucré contenu dans les tiges ou les racines de certains végétaux : sucre de canne, sucs de betterave, carotte, etc.;

3° Par la transformation des substances amylacées en matières sucrées et fermentescibles qu'on soumet ensuite à la distillation (graines de froment, d'orge, de riz, la pomme de terre, etc.).

La bière s'obtient, en torréfiant légèrement l'orge germée que l'on mélange ensuite avec une infusion de houblon. La fermentation alcoolique ne tarde pas à se produire, et on obtient ainsi un liquide d'une saveur très agréable, très rafraîchissant, qui apaise la soif et stimule légèrement l'estomac. La bière est très diurétique, mais elle n'est pas supportée par tous les estomacs, et a de plus l'inconvénient de produire l'embonpoint.

Le cidre est la boisson nationale de l'Ouest de la France. On l'obtient par la fermentation du jus de pommes. Sa qualité varie suivant les pommes employées : pommes douces, acides, âcres et amères. Le cidre contient des quantités variables d'alcool, et peut amener l'ivresse. Il est fort mal supporté par certains estomacs, et peut amener des dyspepsies et des diarrhées.

Le poiré est fait avec des poires. Il se rapproche du cidre par sa composition.

Boissons aromatiques.

Les principales boissons aromatiques sont le café, le thé, le chocolat.

Ces trois infusions contiennent chacune un principe azoté; la caféine, la théine, la théobromine.

Le café est une boisson agréable, d'une saveur exquise, nourrissante, tonique et stimulante. Pris après le repas, il facilite la digestion. Il favorise les travaux intellectuels, par la surexcitation légère qu'il produit sur le cerveau. Il empêche le sommeil et exalte les facultés intellectuelles. Il convient particulièrement aux constitutions molles, lymphatiques qui ont besoin de ton, de stimulant. Il est excellent pour les vieillards. Son usage est utile pendant les saisons rigoureuses. Il permet de réagir contre l'action dépressive du froid. Mélangé au lait, il constitue un aliment dont on s'est beaucoup occupé, il y a quelques années, et qui sert de repas du matin, à une grande partie de la population de nos grandes villes. C'est, en effet, un aliment précieux, qui se digère lentement, et retarde la sensation de la faim. Quelques estomacs le supportent difficilement. Chez certains individus, il produit un effet légèrement laxatif. Malheureusement, il est surtout très mauvais pour les femmes, chez lesquelles, il est souvent cause d'accidents spéciaux qui font rejeter son emploi. Le café est contre-indiqué, chez les personnes à sensibilité très mobile, très irritable, ou à prédominance bilieuse. Il peut être très utile, dans certaines maladies, comme l'asthme, les fièvres intermittentes, certaines diarrhées, dans la migraine, et enfin comme contre-poison de l'opium.

Le thé est une infusion des feuilles d'un arbre, qu'on récolte surtout en Chine et au Japon.

Il en existe deux variétés principales : les thés noirs et les thés verts. Les premiers donnent une infusion plus douce et plus foncée. Les seconds sont plus âcres et plus aromatiques. L'infusion doit être préparée promptement, si l'on veut conserver son parfum; sans quoi, le liquide devient astringent et amer. La durée de l'infusion est de 6 à 8 minutes.

Son arôme lui est fourni par une huile essentielle : la théine qui est l'analogue de la caféine du café. Il est moins nourrissant que le café, mais se digère plus facilement. A dose modérée, le thé active la circulation, accélère le pouls, facilite la digestion, stimule le cerveau, et lui donne une activité qui aide aux fonctions intellectuelles. A dose plus élevée, il agit comme astringent et narcotique.

Les estomacs délicats se trouvent bien de son usage. Il convient aux personnes replètes, lymphatiques, aux vieillards, aux femmes enceintes, dans les cas de constipation opiniâtre, de vomissements glaireux, de fatigue de l'estomac consécutive aux excès de table ou de veille. Pris à haute dose, il peut devenir le point de départ de gastralgies rebelles.

Le chocolat est une pâte alimentaire préparée avec les amandes du cacao et un grand nombre d'aromates. Le chocolat contient un principe appelé la théobromine (le chocolat s'appelait d'abord théobrome, c'est-à-dire nourriture des dieux) et surtout des matières grasses.

Prises à doses modérées, et au moment des repas, les boissons alcooliques favorisent et excitent les fonctions digestives.

Prises passagèrement en excès, les boissons alcooliques amènent l'ivresse. Dans une première période, on observe d'abord des phénomènes d'excitations, qui retentissent vers tous les systèmes de l'économie. La face est injectée, les yeux sont brillants, les idées plus claires; il existe une volubilité extrême de la parole avec tendance aux épanchements, aux confidences, aux sentiments affectueux. Il y a une gaité anormale avec gestes plus ou moins désordonnés.

Avec la deuxième période, apparaissent des vertiges, des troubles de la vue; la face est fortement congestionnée, d'un aspect farouche, les yeux sont fixes, la parole est empâtée, embarrassée, les propos ineptes, incohérents. Un délire véritable se produit, avec modification profonde du caractère de l'individu qui devient triste ou méchant.

On observe à la troisième période, l'abolition complète du sentiment, de l'intelligence et des mouvements, des phénomènes de stupeur, de coma, avec résolution complète des muscles et respiration bruyante. La mort peut survenir par arrêt des fonctions du système nerveux. Quelquefois les sujets deviennent furieux, agressifs ou cherchent à se suicider.

L'invasion, la durée et les caractères de cette ivresse varient suivant les individus, leur âge, le sexe et la nature du liquide absorbé. Les liqueurs distillées produisent une ivresse plus rapide, plus forte, plus longue à se dissiper. Le vin donne une ivresse plus gaie, plus bruyante, moins dangereuse; les vins mousseux enivrent rapidement, mais l'ivresse se dissipe très vite. La bière rend stupide et abrutit.

L'usage habituel, continuel, des boissons alcooliques, sans que le sujet arrive jamais à l'état d'ivresse, détermine à la longue, les phénomènes de l'alcoolisme chronique. Les symptômes présentés par les alcooliques sont : des troubles profonds de la sensibilité et des sens, des troubles de l'intelligence, des troubles des mouvements, des tremblements, des troubles de nutrition, etc.

La quantité moyenne de vin qu'il est utile de prendre aux repas peut être évaluée à environ 200 grammes. Il faut le mélanger dans la proportion d'un tiers de vin pour deux tiers d'eau.

Les vieillards peuvent en prendre une quantité un peu plus considérable. Les femmes et les enfants ont besoin de beaucoup moins de liquide excitant. Les sujets à constitution faible, les femmes anémiques, les femmes délicates feront bien de temps en temps de prendre une petite quantité de vin tonique. En dehors de ces cas, le vin et surtout les boissons fermentées doivent être pris très modérément par les femmes, à cause de l'irritabilité de leur système nerveux. L'usage de l'alcool, est absolument contre-indiqué, dans les cas de tempérament sanguin très prononcé, de prédispositions aux congestions cérébrales, ou aux affections du foie.

Dans la convalescence de certaines maladies, et en particulier des maladies débilitantes, le Bordeaux rend de grands services. On doit toujours le donner coupé d'eau afin de ne pas agir trop énergiquement sur un organisme débilité.

L'abus des boissons fermentées remonte très loin dans l'histoire de l'homme et dans la vie des peuples, mais à notre époque, cette fâcheuse tendance a progressé d'une façon excessive, et, depuis vingt ans surtout, elle a acquis de telles proportions, elle a donné lieu à des conséquences si terribles, qu'on doit la considérer comme un véritable péril social. Non seulement, l'alcoolisme engendre un grand nombre de maladies, conduit à la folie, au crime et au suicide, mais ses effets agissent sur les descendants. Les enfants sont punis des fautes paternelles; conséquence fatale qu'on ne saurait trop faire connaître et qui devrait donner à réfléchir. L'ivrogne n'engendre rien qui vaille, et les enfants, issus de parents ivrognes, sont beaucoup plus que d'autres, exposés à un grand nombre de maladies, et surtout aux affections du système nerveux.

4me CONFÉRENCE

HYGIÈNE DE LA PREMIÈRE ENFANCE

L'hygiène de la première enfance comprend : l'étude des soins à donner à l'enfant nouveau-né; l'étude des vêtements, du mode de couchage, du sommeil, des cris, des bains, de l'exercice et enfin, et surtout, l'étude de l'alimentation.

Premiers soins.

Après avoir lié le cordon ombilical, après s'être assuré que l'enfant respire et crie; on s'occupe du nettoyage de l'enfant. A l'aide d'un corps gras, on le frictionne et on le débarrasse de l'enduit sébacé qui recouvre presque toutes les parties du corps. On le plonge, pendant quelques minutes, dans un bain tiède. On le lave à grande eau, et on l'essuie avec un linge sec et chaud. On étend ensuite un peu de poudre de riz ou de lycopode, sur les différentes parties qui sont le plus sujettes aux érythèmes. Après avoir pansé le cordon ombilical, on procède à l'habillement.

Vêtement.

Il existe deux modes d'habillement : le maillot et l'habillement à l'anglaise.

Le maillot se compose d'une chemise de toile ou de batiste, d'une brassière de flanelle ou de tricot, d'une seconde brassière de piqué, d'une couche de toile, et deux langes, l'un de laine, l'autre de coton ou de piqué. La tête sera couverte d'un bonnet et d'un béguin en toile, le cou sera garni d'un petit fichu.

Pour habiller l'enfant, on commence par introduire la petite chemise, puis, avec les extrémités des manches de la chemise, on fait un cornet entourant chaque main et permettant l'introduction des mains et des bras dans les manches de la brassière. On peut encore introduire la chemise dans la brassière qui s'en trouve, pour ainsi dire, doublée, et introduire les deux vêtements à la fois, en ayant soin de coiffer la main de l'enfant d'un cornet de papier. La seconde brassière, beaucoup plus large est beaucoup plus facile à introduire. Ces trois vêtements, chemise et brassières, sont ouverts par derrière et peuvent se croiser. Ils ne doivent pas descendre plus bas que la région des reins. L'enfant est couché sur le ventre, les vêtements sont croisés et on applique la couche et les langes qui enveloppent tout le corps de l'enfant depuis le milieu du dos. On replie couche et lange en avant en les fixant au moyen d'épingles. La couche enveloppe les deux jambes et les sépare de façon à empêcher les frottements. Les langes sont repliés et la partie inférieure en est relevée et fixée en ceinture autour du corps.

Les différentes pièces du vêtement doivent être larges, modérément serrées et gêner le moins possible les mouvements de l'enfant qui doit pouvoir allonger et replier ses membres avec facilité. L'enfant doit être démaillotté et changé de couche, le plus souvent possible, afin d'éviter le contact avec l'urine et les matières fécales, qui ne tarderait pas à déterminer des érythèmes, des excoriations et des ulcérations.

Avec le maillot que nous venons de décrire, l'enfant a les membres supérieurs complètement libres, et les membres inférieurs jouissent de certains mouvements. Avec l'ancien maillot qui n'est plus guère employé que dans certains villages, l'enfant était prisonnier, les bras enfermés dans les langes; les membres inférieurs étendus et serrés dans un étui, autour duquel on roulait une bande serrée depuis les épaules jusqu'aux pieds. Cette pratique est aujourd'hui abandonnée. On a reconnu, depuis longtemps, que plus l'enfant a de liberté dans les mouvements, plus il devient robuste et bien conformé.

Dans l'habillement à l'anglaise, la partie supérieure du corps est recouverte d'une chemise et de deux brassières, comme dans l'emmaillottement; la partie inférieure est recouverte d'une couche, d'une culotte de flanelle, de bas et de chaussons de laine, enfin d'une robe de dessous, sans manches, en flanelle, et d'une robe de linge. La couche est pliée en triangle dont la base est placée à la partie inférieure du dos, par dessus les brassières; le sommet est ramené par devant entre les jambes, et fixé aux angles latéraux qui sont croisés puis enroulés autour des membres inférieurs de l'enfant. On ajoute quelquefois une petite culotte de caoutchouc qui a l'avantage d'empêcher les vêtements d'être souillés par l'urine et les matières fécales.

Dans la méthode anglaise, on ne met à l'enfant ni fichu, ni bonnet.

Couchage.

L'enfant ne doit jamais être couché dans le lit de sa mère ou de sa nourrice. Il doit avoir un berceau pourvu d'un ou deux paillassons et d'un oreiller de balle d'avoine, de varech ou de crin. Les paillassons seront recouverts d'une toile imperméable. L'enfant est couché sur cette toile et recouvert d'un drap et d'une ou plusieurs couvertures. S'il fait froid, on placera de chaque côté de l'enfant une boule d'eau chaude. Le berceau est entouré de rideaux, qu'on peut laisser plus ou moins ouverts, selon la température. La chambre où couchera l'enfant doit être vaste, bien aérée, et la température doit être d'environ 20 degrés.

Sommeil.

L'enfant s'endort généralement après avoir tèté. Il faut avoir soin de le coucher dans son berceau, et éviter de lui faire contracter l'habitude d'être bercé.

Cris.

Les enfants crient souvent. Dans la plupart des cas, ces cris indiquent le besoin de prendre des aliments; dans d'autres cas, ces cris indiquent que l'enfant souffre. Tantôt la digestion est difficile, l'enfant ressent des coliques; d'autres fois, il se plaint de la chaleur, du froid ou d'une douleur occasionnée par un vêtement mal appliqué; une autre fois ce sera le contact des matières fécales, une piqûre d'épingle, etc.

Il faut chercher la cause de ces cris et la supprimer. D'autres fois l'enfant crie, parce qu'il désire être pris dans les bras, être promené, etc. Il faut savoir résister à ses exigences.

Promenades.

La promenade au grand air est très utile à l'enfant, elle stimule son appétit. Il est dangereux de sortir l'enfant avant le quinzième jour, surtout par les temps froids. Quand l'enfant est habitué à l'air extérieur, il faut le sortir une fois tous les jours pendant une, deux, trois ou quatre heures, suivant les saisons. L'enfant doit être porté assis sur un bras, tantôt à droite, tantôt à gauche pour éviter les courbures vicieuses de la colonne vertébrale.

Pendant les six premiers mois, il est beaucoup préférable de sortir l'enfant porté sur les bras de sa nourrice que de faire usage des petites voitures, où les enfants sont exposés au refroidissement. L'action du froid peut amener des affections qui, eu égard à la fragilité des enfants, peuvent être très graves; telles sont l'ictère, le coryza, la bronchite, la pneumonie, etc.

Exercice.

Les exercices permis aux enfants sont très limités. Cependant, après quelques mois, les enfants cherchent à saisir quelques petits objets. On peut en mettre de légers à leur portée. Vers la fin de la première année, l'enfant cherche à marcher, à se traîner sur le sol, le mieux est de le placer sur un tapis où il peut, sans danger, se livrer à ses ébats.

Lotions et bains.

Les soins de propreté sont d'une importance capitale dans l'hygiène du nouveau-né. Dès que les langes sont souillés par l'urine ou les matières fécales, il faut les changer et laver les régions salies. Après avoir essuyé, on saupoudre avec amidon ou lycopode. Ce sont les grands soins de propreté qui mettent à l'abri des rougeurs, des excoriations, de l'érythème, etc., que l'on rencontre toujours chez les enfants mal tenus. Les fonctions de la peau seront entretenues par des bains fréquents, généralement à une température de 25 à 30 degrés et d'une durée de 2 à 3 minutes.

Chaque matin on fera des lotions et des ablutions rapides

et suivies de frictions avec un linge doux. En hiver, ces lotions seront faites à l'eau tiède et au-devant du feu.

De l'Alimentation.

L'alimentation de la première enfance est un des points les plus importants. Il est aujourd'hui démontré que de tous les aliments, le lait est le seul qui convienne à l'enfant nouveau-né.

Le lait destiné à l'enfant peut être fourni par la femme ou par un animal domestique. De là, quatre variétés d'allaitement :

1° L'allaitement maternel ;
2° L'allaitement par une nourrice;
3° L'allaitement direct par un animal;
4° L'allaitement à l'aide d'un instrument (biberon, cuillère, petit pot, etc.).

ALLAITEMENT MATERNEL

L'allaitement maternel est le plus naturel, c'est le seul qui devrait être employé, aussi bien dans l'intérêt de la mère que dans celui de l'enfant. Rien ne peut remplacer les soins de la mère, et c'est surtout dans ces temps derniers qu'on a insisté sur les déplorables inconvénients de l'industrie nourricière. Si l'enfant tire de l'allaitement maternel avantage et profit, la mère, de son côté, ne peut qu'y gagner. Les femmes qui allaitent se rétablissent généralement beaucoup mieux. L'allaitement a pour conséquences, chez elles, de régulariser les phénomènes de l'état puerpéral et de diminuer la fièvre de lait, de diminuer la prédisposition aux hémorrhagies internes, d'éloigner les chances de métrite ou de péritonite, de prévenir l'engorgement des seins, de favoriser le retour graduel de l'utérus à son état normal. La lactation détermine un travail physiologique qui s'accomplit du côté des mamelles, et qui détermine une dérivation très salutaire pour la matrice. L'allaitement maternel doit donc être hautement encouragé; cependant, dans les villes surtout, il existe un certain nombre de femmes qui, malgré leur grand désir, ne sont pas en état de suffire aux exigences et aux fatigues de l'allaitement maternel. Il est nécessaire que la constitution de la mère soit bonne; car l'allaitement est une source d'épuisement; on a vu des mères-nourrices que l'allaitement a conduites à l'épuisement et à la consomption.

Quelles sont les conditions qui peuvent empêcher la mère de nourrir? Il faut qu'elle ne soit atteinte d'aucune affection générale, susceptible de s'aggraver par l'allaitement.

Les femmes nées de parents tuberculeux, et qui sont prédisposées à cette affection ne doivent pas nourrir. La maladie pourrait se développer à la suite des fatigues que nécessite l'allaitement. Les femmes atteintes de scrofules, d'engorgements ganglionnaires, les folles, les épileptiques, les hystériques ne doivent pas nourrir. Enfin, les femmes qui ont eu de très grandes pertes de sang après l'accouchement sont dans de très mauvaises conditions pour nourrir. Enfin, le caractère de la femme entre aussi en ligne de compte; une femme trop impressionnable ou romantique sera une mauvaise nourrice. Les émotions vives modifient profondément et rapidement le lait, et sont souvent la cause de convulsions, de diarrhées ou d'attaques épileptiformes. On a vu des nourrissons pris de convulsions, après des colères de la nourrice. L'excitabilité extrême du système nerveux, la manie puerpérale, un tempérament lymphatique, la débilité congénitale ou acquise sont aussi des contre-indications à l'allaitement maternel. La femme du monde devra renoncer aux bals et aux soirées, pour se consacrer à ses devoirs maternels; ce n'est donc qu'après de mûres réflexions et non par simple caprice qu'elle entreprendra d'allaiter.

D'autres conditions peuvent empêcher l'allaitement maternel, d'abord, la forme des seins.

Les mamelles étalées sur la poitrine ont généralement une sécrétion moins abondante que les seins hémisphériques ou coniques. Les seins piriformes sont généralement considérés comme les plus favorables à la lactation.

La mauvaise conformation du mamelon qui est trop court ou trop volumineux peut empêcher la succion, la rendre difficile, quelquefois impossible.

Les lésions du mamelon, comme les gerçures, les érosions, les excoriations, les crevasses, les abcès provoquent parfois de telles douleurs que la femme est obligée de cesser l'allaitement. Enfin, le retour des règles peut modifier la lactation dans sa nature et sa quantité et exige souvent la cessation de l'allaitement.

ALLAITEMENT PAR UNE NOURRICE

Lorsque pour des raisons de santé ou pour d'autres motifs, la mère renonce à nourrir, elle doit confier son enfant à une nourrice. Il existe deux sortes de nourrices, la nourrice sur lieux et la nourrice à la campagne. La nourrice sur lieux est de beaucoup préférable; mais le prix de cet allaitement est en général plus élevé.

Une bonne nourrice doit être âgée de 25 à 30 ans, elle doit avoir eu déjà des enfants. Une nourrice primipare manque d'expérience. Il vaut mieux choisir une nourrice qui a déjà allaité un ou plusieurs enfants.

Les nourrices mariées sont préférables aux filles-mères. Elles offrent plus de garantie de conduite et de moralité.

La nourrice devra avoir une bonne constitution, une poitrine large, un tempérament sanguin-lymphatique, les cheveux bruns, les dents blanches non martelées et saines, les lèvres et le teint colorés, les seins piriformes à mamelon nettement dessinés, sans veines trop dilatées. Pour certains auteurs, c'est une erreur de croire que les femmes blondes n'ont pas autant de lait et d'aussi bonne qualité que les brunes. On rencontre dans les pays du Nord des femmes blondes qui sont d'excellentes nourrices. Les femmes rousses devront être écartées, plutôt à cause de l'odeur qu'elles répandent, qu'à cause de la mauvaise qualité du lait.

On doit également s'informer de l'âge du lait. Il ne devra pas avoir plus de cinq à six mois; le lait vieux n'est plus aussi convenable pour le nourrisson; il n'a pas les propriétés laxatives du premier lait. Si le lait a six ou huit mois, il faut que l'enfant soit purgé légèrement pendant les premiers jours, afin de lui faire rendre son méconium. On lui administre quelques cuillerées de sirop de chicorée ou de fleur de pêcher.

Le lait tiré dans une cuillère doit être blanc à léger reflet bleuâtre, d'une saveur sucrée. Le microscope indiquera s'il est plus ou moins riche en globules et si ceux-ci sont gros ou petits.

Le lait renfermant de gros globules est le plus nourrissant. Un lait pauvre en éléments nutritifs agit sur le nouveau-né comme l'alimentation insuffisante sur l'adulte. Il peut produire de la diarrhée, des vomissements, quelquefois le muguet, et toujours l'épuisement. Un lait trop fort provoque des digestions pénibles, de l'engourdissement, de l'agitation, des vomissements et des coliques.

L'examen de l'enfant de la nourrice peut donner d'utiles renseignements. Si l'enfant est en bonne santé, si son corps est bien développé, si le teint est frais et bien coloré, on peut être assuré que la nourrice a du lait de bonne qualité et en quantité suffisante. Encore faut-il dans les bureaux de placement à Paris surtout, se défier de l'identité de l'enfant qui souvent est emprunté ou loué pour la circonstance. En province on est heureusement moins exposé à ces supercheries.

La nourrice est choisie. Elle allaite l'enfant. Elle doit autant que possible mener une vie calme et régulière, prendre l'air chaque jour et faire un exercice modéré. Elle doit se coucher de bonne heure et ne pas donner à téter trop souvent pendant la nuit.

Les aliments dont la nourrice doit faire usage doivent

autant que possible être de digestion facile, ils doivent être composés de viandes et de végétaux. Cependant on pourra y faire entrer pour une certaine part certains aliments comme les graines légumineuses, les lentilles en particulier qui ont la propriété de donner du lait. Comme boisson elle peut faire usage de vin coupé d'eau, de cidre ou de bière de bonne qualité qui favorise la secrétion du lait. L'usage de ces boissons doit être modéré. L'abus peut être nuisible pour le nourrisson. Les tisanes d'orge et de réglisse pourront être employées pour calmer la soif qui est quelquefois assez vive chez les nourrices. Les excitants comme le thé et le café, devront être pris avec beaucoup de modération. Certains aliments comme l'ail, l'oignon, le persil, l'asperge, absorbés par la nourrice, peuvent passer dans le lait et impressionner désagréablement le nourrisson. Il sera bon d'en user très modérément.

L'enfant peut être mis au sein, dix à douze heures après sa naissance, lorsque la mère est un peu reposée des fatigues de l'accouchement. En attendant ce moment, on peut donner à l'enfant, de temps en temps, une ou deux cuillerées à café d'eau sucrée.

Pendant les premiers mois, l'enfant doit être mis au sein toutes les deux ou trois heures environ, pendant le jour et deux fois la nuit.

A partir de quatre mois, les tétées doivent être moins nombreuses; après six mois l'enfant peut téter seulement toutes les trois heures.

ALLAITEMENT PAR UN ANIMAL

Comme nous l'avons dit tout à l'heure, l'allaitement au sein est préférable à tout autre mode d'alimentation. Cependant, il est des cas où la mère ne peut ni allaiter, ni prendre une nourrice sur lieu, ni confier son enfant à une nourrice à distance. Dans ce cas, il faut absolument user de l'allaitement artificiel, c'est-à-dire nourrir l'enfant avec du lait d'un animal, tel que vache, ânesse, jument, chèvre, etc.

L'allaitement peut avoir lieu directement par l'animal. On emploie généralement la chèvre qui se prête très bien à cet usage, et qui contracte un certain attachement pour le nourrisson. L'enfant est placé dans un berceau bas, par dessus lequel la chèvre est en quelque sorte à cheval, et l'animal prend aisément l'habitude de présenter son pis à l'enfant.

L'ânesse a été aussi recommandée; son lait, en effet, présente plus d'analogie avec celui de la femme que le lait de chèvre, mais l'indocilité de cet animal, et la difficulté qu'éprouve le nourrisson à prendre sa mamelle, ont fait réserver l'usage de ce lait pour le biberon.

ALLAITEMENT ARTIFICIEL

Dans les cas où l'allaitement par la mère ou une nourrice est impossible, on est obligé malgré les graves inconvénients qui en résultent de recourir à l'allaitement artificiel. La mortalité est beaucoup plus considérable chez les enfants qui sont soumis à ce mode d'allaitement que chez ceux qui sont nourris au sein. Elle dépasse environ 30 pour 100 dans le cours de la première année.

Le lait de vache est celui dont on se sert le plus ordinairement, cette préférence résulte surtout de la facilité avec laquelle on se le procure. Le lait de vache convient mal aux nouveaux-nés surtout dans les premières semaines de leur existence. On est obligé de le couper et même après le coupage, il n'est pas toujours toléré. Certains enfants le rejettent, d'autres le supportent, mais avec des digestions pénibles surtout pendant les premiers mois.

On laissera de côté la cuillère et le petit pot et on emploiera le biberon. Le lait de vache dont on fera usage doit être nouvellement trait, non bouilli, mais chauffé au bain-marie, à la température du lait de femme, coupé d'eau dans la proportion de moitié au début et pendant les deux ou trois premières semaines, du tiers, puis du quart après plusieurs mois. On devra le sucrer un peu; le lait de femme, contenant plus de sucre que le lait de vache.

ALLAITEMENT MIXTE

L'allaitement mixte consiste à élever l'enfant moitié au sein et moitié au biberon.

L'allaitement mixte ne vaut pas l'allaitement naturel, mais il vaut mieux que l'allaitement complètement artificiel.

Nous avons vu que les repas de l'enfant devaient avoir lieu à peu près toutes les deux heures, quant à la quantité de lait nécessaire à l'enfant pour s'accroître pendant les neuf premiers mois, elle a été diversement évaluée. Bouchaud est arrivé aux moyennes suivantes :

1er jour.	30 gr	après le 1er mois.	650 gr
2e jour.	150	2e	750
3e jour.	450	4e	850
4e jour.	550	De 6 à 9 mois . .	950

Le seul et unique moyen de s'assurer, d'une manière certaine, que la nourriture profite à l'enfant est de le peser régulièrement tous les jours afin de voir s'il y a augmentation de son poids initial. Cette méthode est aujourd'hui très répandue. Si l'enfant offre les apparences d'une bonne santé, on doit se contenter de le peser toutes les semaines. Des recherches qui ont été faites sur ce point, il résulte :

1° Qu'en général le nouveau-né perd de son poids pendant les deux premiers jours, environ 100 grammes. Cette perte est due à l'évacuation du méconium et de l'urine ainsi qu'à l'exhalation pulmonaire et cutanée;

2° Du quatrième au sixième jour, les enfants ont repris et dépassé leur poids de naissance;

3° A partir de ce moment, l'enfant doit augmenter de 20 à 25 grammes par jour, pendant les cinq premiers mois, et de 10 à 15 grammes les sept mois suivants.

CONFÉRENCES

FAITES

Par le Docteur Paul HERVÉ

NOTIONS SUR QUELQUES MALADIES

1re CONFÉRENCE

De la Fièvre. — État pathologique de l'organisme dans lequel la température du corps est plus élevée qu'à l'état normal, les combustions organiques plus actives et les battements du cœur accélérés.

A l'état de santé la température de l'homme oscille entre 37° centigrades et 37°5; une température de 38° indique un léger mouvement fébrile.

La fièvre détermine des troubles variés dans les différentes fonctions :

1° *Troubles de la nutrition :* perte d'appétit, soif exagérée, langue sale recouverte d'un enduit jaunâtre plus ou moins épais; urines rares, très colorées, se troublant par le refroidissement. — Amaigrissement.

2° *Troubles de la circulation.* — Elle est accélérée, le cœur bat plus vite et les pulsations artérielles sont plus rapides (100, 120, 130, 140 par minute).

3° *Troubles de la respiration.* — Elle est également accélérée; les mouvements respiratoires, qui sont de 12 à 16 par minute à l'état normal, atteignent le chiffre de 20, 30, 40.

4° *Troubles du système nerveux.* — Délire, convulsions, abattement, stupeur.

Comment peut-on mesurer cette élévation de température? On a pour cela plusieurs procédés : On peut se contenter de toucher la peau de la personne qui a la fièvre; ou bien on peut compter le nombre des pulsations artérielles (en d'autres termes, tâter le pouls); ce sont là des moyens insuffisants et qui peuvent même induire en erreur; le procédé scientifique est le procédé *thermométrique* : On place un thermomètre *médical* dans le creux de l'aisselle en ayant soin que le récipient qui renferme le mercure soit bien en contact avec la peau du malade, on rapproche le bras du tronc, au bout de dix ou quinze minutes, on regarde à quel niveau s'est élevée la colonne mercurielle, on note alors avec soin le degré qui correspond à ce niveau.

Inflammation. — L'inflammation d'un organe ou d'une région est caractérisée par une suractivité nutritive qui s'accompagne d'un afflux de sang plus considérable et d'une exsudation à travers la paroi des vaisseaux, de certains éléments du sang; il résulte de cette exsudation la formation d'un produit nouveau (mucosités, pus, etc.). L'inflammation peut se terminer de trois façons différentes :

1° Par résolution, l'exsudat est repris par la circulation et disparaît, les parties malades reviennent à leur état normal.

2° Par suppuration (abcès).

3° Par le passage à l'état chronique.

Inflammations de la bouche ou stomatites. — Nous n'en étudierons que deux variétés principales :

1° *Stomatite aphteuse.* — Maladie sans gravité, elle est caractérisée par la formation sur la face interne des joues, sur les gencives, sur les bords de la langue, de vésicules, ou de petits boutons d'un gris perle, qui déterminent après un ou deux jours, des ulcérations très douloureuses. Parfois chez les enfants, il y a un peu de fièvre. La guérison est constante.

Muguet ou Stomatite crémeuse. — Inflammation produite par la formation dans la bouche, dans l'œsophage et même dans l'estomac, d'un champignon microscopique (*oïdium albicans*).

Les productions du muguet ont l'aspect de lait caillé.

Le muguet peut se développer chez les enfants et chez les adultes.

Chez les enfants. — Il résulte des mauvaises conditions hygiéniques ou d'une alimentation défectueuse.

Chez l'adulte. — Il se développe à la fin des maladies longues, chez des sujets affaiblis; il est toujours, dans ce cas, d'un pronostic fâcheux.

Le muguet demande pour se produire, un milieu *acide*. Le traitement local consistera donc à combattre l'acidité de la bouche par l'emploi des alcalins (eau de Vichy, borax, etc.).

Angines. — Inflammations de l'arrière-bouche et du pharynx, c'est-à-dire des amygdales, du voile du palais, de la luette, du pharynx; l'inflammation peut être *généralisée* ou *localisée*.

Il ne faut pas confondre l'angine avec le croup, comme on le fait trop souvent; il y a des angines graves, mais il y a aussi des angines sans importance.

Angine catarrhale aiguë. — Maladie extrêmement fréquente. S'observe surtout à la suite d'un refroidissement; après l'ingestion d'aliments trop froids; au printemps et à l'automne, à cause des variations brusques de la température; elle se développe de préférence chez les individus lymphathiques ou scrofuleux. Dans la forme intense, la fièvre peut atteindre 39° et même 40°, on pourrait croire à l'invasion d'une maladie beaucoup plus grave. La muqueuse de la gorge est rouge, tuméfiée, la déglutition très douloureuse, la voix et la respiration peuvent être gênées par le gonflement des amygdales, on peut observer un peu de surdité.

par suite de la propagation de l'inflammation à la trompe d'Eustache (canal qui fait communiquer le pharynx avec l'oreille). Au bout de huit ou dix jours, les symptômes s'atténuent; la guérison est la règle.

TRAITEMENT. — Gargarismes émollients, purgatif.

Hypertrophie des amygdales. — Il arrive assez souvent que sous l'influence d'inflammations répétées, les amygdales conservent un volume beaucoup plus considérable que celui qu'elles ont habituellement. Pour remédier à cet inconvénient, on peut avoir recours aux pulvérisations d'alun, ou, *ce qui vaut mieux, à la cautérisation ponctuée des amygdales.* Jadis on coupait les glandes malades soit avec un bistouri, soit avec un instrument particulier (amygdalotome).

L'ablation des amygdales chez l'adulte, n'est pas sans danger, elle provoque des hémorrhagies qui peuvent entraîner la mort du malade. (SAINT-GERMAIN, — BROCA.)

Angine suppurée ou phlegmoneuse, caractérisée par la formation d'un abcès. — Les causes et les symptômes de début sont absolument les mêmes que dans l'angine catarrhale aiguë, mais bientôt la fièvre s'élève davantage, la douleur devient plus vive, il y a de la contracture des mâchoires, le malade ne peut écarter les dents. Si l'on parvient à introduire le doigt dans le fond de la bouche, on sent une tumeur extrêmement douloureuse, c'est en ce point que va se former *l'abcès.*

Une fois l'abcès formé, on peut donner issue au pus avec le bistouri, ou bien attendre qu'il s'ouvre spontanément, — un vomitif suffit parfois pour en amener la rupture.

Angine diphthéritique ou Angine couenneuse. — Manifestation locale d'une affection générale qu'on appelle *diphthérite,* l'angine couenneuse est caractérisée par la présence, dans l'arrière-gorge et le pharynx, de fausses membranes blanchâtres, grisâtres ou même noirâtres, *adhérentes* au tissu sous-jacent.

Le début de la maladie est lent, insidieux, la fièvre est modérée. Dans la forme grave, les fausses membranes envahissent rapidement les fosses nasales, l'œsophage, le larynx.

La tuméfaction des ganglions du cou est énorme.

La face est pâle, le malade est plongé dans la prostration, la diarrhée s'établit, le pouls devient petit et la mort arrive, due à un véritable empoisonnement.

Lorsque le malade guérit, on peut voir pendant la convalescence, survenir des paralysies des différents muscles. (Paralysies diphthéritiques.)

Traitement. — *Toniques* pour soutenir les forces du malade. Badigeonnages dans le fond de la gorge avec différentes substances (alun, perchlorure de fer, acide tartrique, etc.). Vaporisations d'acide phénique, d'essence de thérébentine.

Isoler le malade autant que possible; prendre les plus grandes précautions, les soins de propreté les plus minutieux pour éviter la contagion.

Angine herpétique. — Maladie bénigne que l'on pourrait parfois confondre avec l'angine couenneuse. Ce qui caractérise l'angine herpétique, c'est la présence dans le fond de la gorge, de vésicules qui bientôt crèvent et produisent ainsi de petites ulcérations.

Fièvre assez vive.

Les ganglions du cou sont un peu douloureux, mais ne présentent jamais un gonflement comparable à celui que l'on observe dans l'angine couenneuse ou dans le croup.

Laryngites ou Inflammations du larynx. — Qu'est-ce que le larynx? — *Sa structure,* — *ses usages?* (sert à la respiration et à la phonation ou production de la voix.) — Cordes vocales, glotte.

Laryngite catarrhale aiguë. — Affection très commune due presque toujours à l'impression du froid. Quelquefois à l'inspiration de gaz irritants.

Symptômes. — La toux est rauque et douloureuse, la voix peut être complètement éteinte, la respiration est gênée et sifflante, la pression sur l'organe malade est douloureuse, expectoration, — fièvre légère.

Pronostic. — Sans gravité.

Traitement. — Éviter l'air froid; boissons émollientes, sinapismes aux extrémités inférieures, opiacés. — Bain d'air chaud; purgatif.

Laryngite diphthéritique ou pseudo-membraneuse ou croup. — Caractérisée par la production des fausses membranes de la diphthérie dans le larynx, cette maladie succède le plus souvent à une angine diphthéritique, elle s'annonce par des troubles de la voix qui devient sourde et finit par s'éteindre complètement; bientôt surviennent des accès de suffocation dus à ce que chez l'enfant la glotte très étroite est rapidement obstruée par les fausses membranes qui tapissent le larynx. La respiration est sifflante. A chaque inspiration il se produit au niveau du creux de l'estomac et au niveau du cou, au-dessus du sternum, une dépression; on donne à ce phénomène le nom de tirage. (*Toux éteinte.*)

Le rejet de fausses membranes pendant une quinte de toux détermine parfois une rémission passagère. (*Ganglions du cou très engorgés.*)

Les symptômes généraux sont graves : stupeur, prostration, face pâle, lèvres bleues, diarrhée; la mort arrive après une agonie très pénible ou dans un accès de suffocation.

Chez l'adulte la laryngite pseudo-membraneuse s'accompagne constamment de fausses membranes dans la trachée et les bronches.

La mort survient lentement par asphyxie.

TRAITEMENT. — Toniques. — Vomitifs. — Vaporisations d'essence de térébenthine. — Trachéotomie. — Éviter la contagion par l'antisepsie et la propreté. Isoler les malades.

Laryngite striduleuse ou faux croup. — Maladie spéciale aux enfants, elle ne s'accompagne pas de fausses membranes, elle résulte d'une laryngite catarrhale qui par suite de l'étroitesse de la glotte chez l'enfant détermine des accès de suffocation.

Ces accès surviennent *la nuit, brusquement,* alors que rien ne les faisait prévoir, la toux est *rauque, bruyante,* tandis que dans le croup elle est *éteinte.* — Après un temps plus ou moins long, la suffocation se calme, et le lendemain il n'y paraît plus.

PRONOSTIC. — Sans gravité le *plus souvent.* — On a vu cependant la gène respiratoire être assez forte pour provoquer des accidents.

TRAITEMENT. — Le meilleur traitement consiste à appliquer une éponge imbibée d'eau chaude sur le devant du cou.

Vomitif.

Présentation d'instruments (Thermomètre, — Laryngoscope, — Amygdalotome).

2me CONFÉRENCE

BRONCHITES
PNEUMONIE — PHTHISIE PULMONAIRE
HEMOPTYSIE — PLEURÉSIE

On appelle bronchite aiguë simple, l'inflammation des grosses bronches, elle résulte presque toujours de l'impression du froid ou encore de la pénétration dans les voies respiratoires de vapeurs irritantes; elle se montre surtout à l'automne et au printemps, enfin certaines personnes présentent une prédisposition spéciale pour cette maladie.

Dans la forme légère, le malade a un peu de fièvre, une légère courbature; la langue est sale, l'appétit diminue. Bientôt apparaissent les symptômes caractéristiques de la maladie : sensation de brûlure, de gêne dans la poitrine, en arrière du sternum; la respiration est pénible; la toux sèche (au début) est en même temps douloureuse; ces douleurs sont dues à l'endolorissement des muscles diaphragme et intercostaux constamment secoués et tiraillés par les quintes de toux qui parfois sont suivies de vomissements.

Plus tard, la toux devient grasse et provoque l'expulsion de crachats blancs, abondants, qui prennent peu à peu une coloration jaunâtre.

Au bout de six, huit ou dix jours les symptômes perdent leur intensité, la toux se calme, la fièvre tombe, l'expectoration diminue; l'appétit revient; le malade guérit complètement.

Dans d'autres cas, la toux persiste, le malade continue à cracher, les bronches conservent une grande sensibilité, on dit alors que la maladie passe à l'état chronique.

Enfin, dans d'autres cas encore, l'inflammation envahit les dernières ramifications bronchiques, les plus fines; le tableau s'assombrit, la situation s'aggrave car on se trouve alors en présence d'une bronchite capillaire.

Bronchite capillaire. — Inflammation des terminaisons bronchiques. — Cette maladie est grave, parce que les bronchioles malades sont extrêmement étroites et qu'elles sont rapidement obstruées par le gonflement de la muqueuse enflammée et par l'accumulation des secrétions inflammatoires; cette obstruction empêche l'air d'arriver dans le lobule pulmonaire, la respiration ne se fait plus et le malade asphyxie; la gêne respiratoire est, on le comprend, le symptôme prédominant de la bronchite capillaire. Pour lutter contre la suffocation qui le menace, le malade respire quarante, cinquante, soixante fois par minute; la toux est fréquente, l'expectoration mousseuse, sauf chez les enfants qui ne crachent pas.

Lorsque la bronchite doit avoir une terminaison favorable, la fièvre tombe, la dyspnée diminue, l'expectoration est plus facile; le malade se rétablit peu à peu. La durée de la maladie oscille entre huit et quinze jours. Si la mort doit survenir, l'asphyxie augmente graduellement, le pouls est petit, inégal, les extrémités se refroidissent.

TRAITEMENT. — Applications de ventouses sèches sur la poitrine. — Revulsifs. — Vésicatoires. — A l'intérieur toniques.

Chez l'enfant, si l'asphyxie est imminente on pourra administrer un vomitif. Chez le vieillard, on évitera de faire vomir pour ne pas augmenter encore la déperdition des forces.

Pneumonie *(Fluxion de poitrine)*. **Inflammation du poumon.** — CAUSES. — Fréquente surtout chez l'adulte, plus rare chez l'enfant et chez le vieillard, elle a pour cause habituelle un refroidissement, elle se montre surtout au printemps et au commencement de l'hiver. Enfin dans certains cas elle vient compliquer une affection antérieure. (Fièvre typhoïde. — Variole. — Rhumatisme, etc.)

DÉBUT. — La pneumonie débute en général brusquement par un frisson violent et *unique;* en même temps : mal de tête, courbature, vomissements et fièvre vive (40°). Souvent dès le premier jour se développe un point de côté qui augmente encore la gêne respiratoire et qui est exaspéré par la toux ; cette toux, sèche au début, devient bientôt humide et dès le deuxième ou le troisième jour le malade rend des crachats qui ont un aspect particulier, ils sont épais, collants et renferment un peu de sang qui leur donne une teinte rouillée (crachats rouillés). La présence de ces crachats rouillés constitue un signe excellent. On devra donc les garder dans une assiette ou dans un crachoir afin de les montrer au médecin.

Le point de côté disparaît en général assez rapidement; la fièvre, l'oppression, la toux persistent pendant cinq ou six jours et s'accompagnent parfois de délire; puis, si la pneumonie marche vers la guérison, la fièvre tombe brusquement comme elle était montée. (Souvent cette chute de la température est accompagnée de sueurs, de diarrhée, d'une éruption de petites vésicules au niveau des lèvres ou du nez.) — Le malade entre en convalescence, les crachats renferment moins de sang et se détachent plus facilement; l'appétit renaît.

Si la pneumonie doit avoir une issue fatale, les crachats prennent une teinte noirâtre (jus de pruneaux); la respiration s'embarrasse, et le malade succombe après une agonie plus ou moins longue.

La pneumonie guérit presque toujours dans la jeunesse et chez les adultes vigoureux, elle est au contraire presque toujours mortelle chez le vieillard.

Traitement. — A l'intérieur : toniques. — A l'extérieur : révulsifs sur la poitrine. — Vésicatoires. — Contre le point de côté on pourra recourir aux ventouses scarifiées.

Pleurésie. — La pleurésie est l'inflammation de la membrane séreuse qui enveloppe le poumon et qu'on appelle la *plèvre*. De même que la pneumonie, elle succède presque toujours à un refroidissement, ou bien elle se montre à titre de complication dans le cours d'une autre maladie.

Début. — Parfois le début est si peu marqué qu'il peut passer inaperçu; mais le plus souvent il est accompagné de frissons *répétés;* de fièvre (38° à 39°), d'un point de côté, de gêne respiratoire et de *toux*.

Sous l'influence de l'inflammation, il se produit dans la plèvre un liquide (épanchement) qui écarte les deux feuillets de la séreuse, refoule le poumon et peut lorsqu'il est très abondant déplacer différents organes (cœur, foie).

Après un temps très variable (douze, quinze, vingt-cinq, trente jours), le liquide commence à diminuer, le poumon cesse d'être comprimé, fonctionne plus facilement; la gêne respiratoire disparaît également peu à peu.

Dans certains cas l'épanchement ne disparaît pas. (Pleurésie chronique).

La pleurésie est en général une affection peu grave, cependant il ne faut pas oublier que les déplacements du cœur, la compression des gros vaisseaux, peuvent entraîner la mort; parfois la pleurésie présage le début plus ou moins proche de la phthisie pulmonaire.

Nous insisterons peu sur le traitement qui n'appartient qu'au médecin. On pourra cependant contre le point de côté appliquer comme dans la pneumonie, un sinapisme, un vésicatoire, ou des ventouses.

Phthisie pulmonaire. — Maladie due au développement de *Tubercules,* dans le tissu pulmonaire. — On lui considère trois périodes ou degrés :

1° Degré. — Production de tubercules (1).

2° Degré. — Ramollissement des tubercules.

3° Degré. — Formation dans les poumons d'excavations (cavernes).

Causes. — La misère, une alimentation insuffisante, le séjour dans des logements mal aérés, l'alcoolisme, les professions qui obligent à respirer un air chargé de poussières, les grossesses répétées, l'hérédité.

Symptômes. — Nous ne décrirons pas tous les symptômes de la phtisie pulmonaire, cela nous entraînerait trop loin : nous dirons seulement que la marche de cette maladie détermine une déchéance progressive des forces, qui, au bout d'un temps très variable (plusieurs mois, plusieurs années), aboutit à un marasme profond, puis enfin à la mort. Pendant

(1) Les tubercules se présentent sous forme de petites granulations grisâtres; ils sont le siège de transformations diverses ; calcification, ramollissement, etc. La tuberculose peut se montrer dans presque tous les organes : poumons, péritoine, méninges, os, cerveau, etc. Le poumon est l'organe le plus souvent atteint.

toute la durée de la maladie; le phtisique est épuisé par la toux, les sueurs nocturnes, la diarrhée, quelquefois par des hémorrhagies abondantes (hémoptysies), par des vomissements.

On donne le nom de *Phtisie galopante* à une tuberculose pulmonaire qui parcourt toutes ses périodes avec une grande rapidité.

N. B. — Actuellement tous les médecins sont d'accord pour attribuer le développement de la maladie à la pénétration dans l'organisme d'un microbe (Bacille). Il résulte de cette découverte que l'on devra éviter avec soin l'usage de la viande ou du lait d'animaux tuberculeux; on devra aussi désinfecter autant que possible les crachoirs des malades.

Traitement. — Nous ne dirons rien du traitement pharmaceutique, c'est au médecin qu'il appartient de l'instituer.

Quant au traitement hygiénique, aux précautions qui ont pour but d'empêcher l'éclosion de la maladie chez des enfants prédisposés, il consiste en soins assidus : vie au grand air, nourriture abondante, exercices physiques, séjour dans des climats frais et tempérés.

Hémoptysie (crachement de sang). — Soins a donner. — Immobilité. — Condamner le malade à un silence absolu. A l'intérieur 15 à 20 gouttes de perchlorure de fer dans un verre d'eau sucrée. — Glace à l'intérieur. — Injection de morphine et d'ergotine.

Ventouses sèches sur la poitrine. — Bain de pieds sinapisé.

Enfin on pourra aussi appliquer des ligatures à la racine des membres. Ces liens, modérément serrés, ralentissent le cours du sang dans les veines et peuvent, dans une certaine mesure, diminuer l'hémorrhagie.

Application de ventouses sèches. — On se sert de petits verres spéciaux ou tout simplement de verres à Bordeaux ou à Madère; on raréfie l'air dans l'intérieur de ces verres en y faisant brûler un petit morceau de papier ou un peu d'ouate que l'on peut au préalable imbiber d'alcool. Aussitôt que le papier ou l'ouate sont allumés, on applique rapidement le verre sur la peau qui immédiatement se gonfle, rougit, puis prend une coloration violacée. On laisse la ventouse en place cinq ou six minutes, puis on l'enlève en déprimant la peau sur un des côtés du verre.

Ventouses scarifiées. — S'appliquent comme les ventouses sèches; on pratique ensuite sur la peau congestionnée des incisions soit avec un bistouri, un rasoir, soit avec un instrument spécial (Scarificateur).

Lorsqu'on se sert du scarificateur, les incisions sont faites avec une rapidité si grande, que le malade n'a guère le temps de percevoir la douleur.

3me CONFÉRENCE

SYNCOPE — RHUMATISME ARTICULAIRE AIGU
MALADIES ENDEMIQUES ET ÉPIDÉMIQUES (Définition)
FIÈVRES ÉRUPTIVES
ROUGEOLE — SCARLATINE — VARIOLE

Mesdames,

Lorsque sous une influence quelconque le cœur vient à s'arrêter momentanément, il en résulte une suspension de la circulation cérébrale qui détermine la perte subite du mouvement et du sentiment : on dit alors qu'il y a syncope.

Un grand nombre de causes peuvent produire cet accident, par exemple : une violente douleur, une vive émotion, une grande frayeur; on le voit encore survenir à la suite d'une hémorrhagie abondante, ou comme complication de certaines maladies du cœur; parfois aussi des causes très légères (certaines odeurs, la vue du sang) amènent la syncope chez des personnes trop impressionnables.

Lorsque la syncope se montre à la suite d'une émotion, elle est, en général, de courte durée (quelques secondes); on l'a vue cependant se prolonger beaucoup plus longtemps, mais ce sont là des cas exceptionnels. Enfin elle peut entraîner la mort, et cette terminaison fatale s'observe surtout dans la syncope survenant au cours d'une affection organique du cœur ou des poumons; par contre, la suspension momentanée des mouvements du cœur peut quelquefois avoir une influence heureuse : ainsi, dans les hémorrhagies, elle arrête la perte de sang et facilite la formation d'un caillot; chez les noyés, l'asphyxie est retardée.

Rarement la syncope survient tout à coup, presque toujours elle est annoncée par des troubles précurseurs tels que : nausées, vertiges, bourdonnements d'oreilles, sueurs froides, obnubilation des idées, pâleur de la face; puis les les extrémités se refroidissent, le cœur et la respiration s'arrêtent, le malade est dans un état de mort apparente; au bout d'un temps, en général assez court, la vie se manifeste de nouveau, on entend les battements du cœur, on perçoit les pulsations artérielles, le visage reprend sa coloration normale, la syncope est terminée.

Qu'aurez-vous à faire en présence de cet accident? Puisque la syncope est due à l'arrêt de la circulation cérébrale, il faudra tout d'abord coucher le malade afin de faciliter le retour du sang au cerveau, on pourra même placer la tête un peu plus bas que les pieds, en même temps on enlèvera tous les vêtements qui peuvent gêner la respiration, on pratiquera des frictions stimulantes, on fera respirer de l'ammoniaque, de l'éther, du vinaigre, on approchera des narines une allumette enflammée (1).

(1) Nous n'avons pas cru devoir parler des maladies du cœur ; le traitement de ces affections doit être institué par le médecin seul; c'est pour cette raison que nous avons laissé de côté une description difficile à faire, difficile à comprendre et qui eût inutilement surchargé ces conférences. Dr P. Hervé.)

Rhumatisme articulaire aigu. — Le rhumatisme articulaire aigu est une affection fébrile accompagnée de localisations douloureuses du côté des articulations. Cette maladie se montre dans toutes les saisons, dans tous les pays, à tous les âges; l'hérédité est une cause avérée de rhumatisme. Parmi les causes occasionnelles on peut citer en première ligne, le froid et principalement le froid humide.

Parfois la fièvre se développe avant l'apparition des douleurs; mais en général il n'en est pas ainsi et les douleurs articulaires se montrent en même temps que l'élévation de la température.

Dans les attaques légères, les grandes articulations seules sont envahies; dans les attaques violentes, les petites articulations ne sont pas épargnées; la douleur est extrêmement vive, elle est exaspérée par le mouvement; au niveau des articulations frappées, il existe souvent un gonflement notable. Ces inflammations articulaires se déplacent fréquemment; pendant l'attaque de rhumatisme la température oscille entre 39 et 40 degrés; la transpiration est abondante. A la fin de la maladie la fièvre diminue progressivement, les douleurs s'atténuent et finissent par disparaître complètement. Le malade est guéri, mais il est très affaibli et TRÈS ANÉMIÉ.

Telle est la marche ordinaire; des complications peuvent surgir : angines — pleurésies — pneumonie. Deux complications surtout sont à redouter : 1° le rhumatisme cérébral; 2° l'endocardite.

L'endocardite est l'inflammation de l'endocarde, membrane qui tapisse les cavités du cœur; cette inflammation est souvent le point de départ d'une maladie du cœur qui évolue lentement et ne se manifeste dans certains cas que plusieurs années après l'attaque de rhumatisme.

TRAITEMENT. — A l'intérieur : salicylate de soude, préparations opiacées. — A l'extérieur : onctions sur les parties malades avec un liniment calmant, puis enveloppement avec de l'ouate; injections de morphine si les souffrances sont trop vives.

Maladies endémiques et épidémiques. — On appelle maladies endémiques celles qui s'observent habituellement dans une localité et qui par conséquent *sont dues à des influences locales*, à la nature du sol : comme exemple on peut citer : la fièvre intermittente en Algérie, — le goître dans le Valais.

Les maladies épidémiques sont celles qui sévissent d'une façon *passagère* sur une contrée, font un nombre plus ou moins considérable de victimes, puis perdent peu à peu de leur intensité et enfin disparaissent complètement pour ne revenir que longtemps après ou même pour ne plus revenir jamais. Exemple : choléra, variole, fièvre typhoïde, etc..., presque toutes les maladies épidémiques sont en même temps contagieuses.

Certaines personnes jouissent d'une sorte D'IMMUNITÉ qui leur permet de vivre dans un milieu épidémique sans être atteintes; cette immunité peut, dans une certaine limite, s'acquérir; c'est ainsi que les médecins, les sœurs d'hôpital, les infirmiers sont, souvent épargnés par les maladies qu'ils sont appelés à soigner; M. le docteur Bouchut attribue cette immunité à l'habitude qu'ont les médecins, les religieuses, etc., de respirer tous les poisons miasmatiques, de manière à se les inoculer par la respiration. Dans les maladies épidémiques nous étudierons tout d'abord les fièvres éruptives : Rougeole — scarlatine — variole — qui forment un groupe bien net et présentent dans leur marche des rapports nombreux.

Dans ces trois fièvres on retrouve en effet les mêmes périodes :

1° Période d'incubation (comprend le temps qui s'écoule depuis le moment où le germe de la maladie a pénétré dans l'organisme jusqu'au moment où les premiers symptômes apparaissent.

2° Période d'invasion.

3° Période d'éruption (taches dans la rougeole, rougeur

diffuse dans la scarlatine, vésicules et pustules dans la variole.

4° Période de desquamation (l'épiderme se détache et tombe).

Dans la **Variole,** on trouve en outre une période de suppuration et la période de desquamation est remplacée par la période de dessication.

Rougeole. — La rougeole est une *fièvre* caractérisée par une éruption de petites taches roses, très légèrement saillantes, inégales, disparaissant momentanément à la pression du doigt, et par des manifestations inflammatoires du côté des voies respiratoires (catarrhe oculaire et nasal, bronchites, pneumonie, etc.).

La période d'incubation est de 8 à 12 jours.

La période d'invasion est annoncée par de la fièvre, des maux de tête, du coryza, de la toux; les yeux sont rouges, bouffis, larmoyants, le rhume de cerveau détermine un écoulement assez abondant; au début, la toux est sèche, rauque, et ne s'accompagne pas d'expectoration.

La période d'éruption commence vers le quatrième jour, les taches se montrent d'abord sur la face, puis sur le tronc et les membres. Parfois ces taches font une saillie assez marquée. (Rougeole boutonneuse.)

Pendant ce temps la température se maintient entre 38 et 39 degrés, les manifestations inflammatoires du côté de la trachée et des bronches continuent et même dans certains cas s'aggravent.

Vers le huitième jour de la maladie, l'éruption pâlit, les taches commencent à s'effacer, la fièvre diminue, et bientôt on entre dans la dernière période de la maladie : Période de desquamation.

Pendant la période de desquamation l'épiderme se détache sous forme de *petites écailles très fines* qui échappent assez souvent à la vue. (Desquamation furfuracée.)

Généralement la rougeole est une affection bénigne; elle

peut devenir très grave cependant à cause des complications du côté des voies respiratoires. (Bronchite, broncho-pneumonie, phtisie pulmonaire.)

Le traitement est fort simple : le malade sera isolé afin d'éviter la propagation de l'épidémie; il sera tenu au lit, on lui donnera des boissons émollientes et on aura à surveiller les complications thoraciques.

Scarlatine. — La scarlatine est une fièvre caractérisée par une angine spéciale, une éruption écarlate couvrant de grandes surfaces ou même généralisée, et par une desquamation en larges plaques.

La période d'incubation paraît être très courte (24 heures).

La période d'invasion est brusque et beaucoup plus bruyante que celle de la rougeole : le malade est pris de frissons, de fièvre, parfois de convulsions et de délire; dès le premier jour, la température atteint 40 et même 41 degrés, en même temps apparaît l'angine : tout le fond de la gorge présente une rougeur vive, les amygdales sont tuméfiées et quelquefois, dès le deuxième jour, couvertes d'un produit blanchâtre, peu adhérent (*Angine pultacée*).

L'éruption commence en général 24 ou 48 heures après le début de la maladie; le tronc, le cou, la face sont successivement atteints, tantôt l'éruption se fait en plaques rouges, tantôt elle est étendue à tout le corps, et le malade semble avoir été *barbouillé avec du jus de betteraves*.

Cette rougeur persiste pendant quatre ou cinq jours, puis disparaît peu à peu. — Notons que dans quelques cas elle est peu marquée et passe même inaperçue.

La période de desquamation commence par le cou et le tronc; elle est très visible, l'épiderme se détache en larges squames de plusieurs centimètres de longueur.

Parmi les complications les plus fréquentes, il faut mentionner : la diphthérie, la pleurésie, le rhumatisme, et enfin pendant la convalescence : la néphrite ou inflammation des reins (œdème des paupières, — bouffissure de la face, —

urines albumineuses). Cette néphrite est une des complications les plus fréquentes et les plus redoutables.

Traitement. — Isoler les malades; soins hygiéniques déjà signalés à propos de la rougeole. Quant au traitement pharmaceutique, nous n'avons pas à nous en occuper ici.

Pendant la période de décroissance, il faudra de temps en temps examiner les urines afin de s'assurer si elles ne contiennent pas d'albumine.

Variole. — La variole est une fièvre caractérisée par une éruption de papules qui se transforment en vésicules, puis en pustules qui suppurent, se dessèchent et disparaissent en laissant des cicatrices indélébiles.

Période d'incubation : 12 à 14 jours.

Période d'invasion : la fièvre s'allume, la température s'élève et en même temps apparaissent trois symptômes principaux : 1° un mal de tête violent, 2° des vomissements alimentaires puis bilieux; 3° des maux de reins (Rachialgie) extrêmement douloureux; chez les enfants, il y a quelquefois des convulsions.

Vers la fin du troisième jour ou au commencement du quatrième, l'éruption se montre d'abord au front, à la face, sous forme de petites taches rosées, légèrement saillantes (papules); peu à peu elles envahissent le tronc et les membres; puis l'épiderme est soulevé par un liquide transparent, la papule devient vésicule; au moment où se fait l'éruption, la fièvre tombe, le malade se trouve mieux, les vomissements et les maux de reins disparaissent; l'éruption est complète en 36 ou 48 heures; si les vésicules sont séparées par des intervalles de peau saine, la variole est *discrète*; si les vésicules sont tassées les unes contre les autres, la variole est *confluente* (grave). Les vésicules n'envahissent pas seulement la peau, mais elles frappent aussi la bouche, le pharynx, le larynx, la conjonctive oculaire.

Vers le neuvième jour, le liquide transparent des vésicules se trouble, il devient louche, puis purulent : on entre alors dans la période de *suppuration*; la fièvre, qui avait diminué, augmente de nouveau; le délire est souvent très accusé; des inflammations de l'endocarde, du poumon, des reins viennent parfois aggraver la situation; des abcès énormes se forment.

Si le malade échappe à tous ces dangers, il entre dans la période de *dessication*; les pustules se dessèchent, des croûtes se forment, la température s'abaisse, l'appétit renait, le malade est en convalescence.

Traitement. — Isoler les malades et exiger que toute personne attachée au service des varioleux soit vaccinée ou mieux encore, revaccinée; désinfecter avec soin tout le linge et toute la literie; ne pas laisser les malades sortir tant qu'ils auront des *croûtes* sur le corps.

Pendant la période de suppuration : surveiller les yeux, les lotionner avec des liquides désinfectants de façon à empêcher la stagnation du pus; surveiller également les ulcérations de la bouche (gargarismes avec de l'eau de Vichy ou une solution de chlorate de potasse). — Pendant la période de dessication : bains savonneux.

4me CONFÉRENCE

TYPHUS — FIÈVRE TYPHOIDE FIÈVRES INTERMITTENTES

Mesdames,

Dans cette conférence nous étudierons le typhus, la fièvre typhoïde et les fièvres intermittentes.

Le typhus est une maladie extrêmement contagieuse qui a en Europe deux foyers principaux : l'Irlande et la Silésie; mais de ces deux foyers la maladie rayonne sur les pays voisins, sur l'Angleterre, l'Allemagne, la Russie. Quant à la

France, elle a été atteinte plusieurs fois : en 1814, la maladie fut importée par l'armée des alliés; en 1856, par nos soldats mêmes qui revenaient de Crimée; c'est pour cette raison que je crois devoir vous tracer à grands traits les principaux symptômes de cette affection.

Le début est en général brusque; quelquefois cependant il est précédé de différents troubles : courbatures, vertiges, etc...

La fièvre est vive, souvent dès le premier jour elle atteint 40 degrés : en même temps se développe un cortège symptomatique grave ; la soif est ardente, l'appétit a complètement disparu, le malade est plongé dans une prostration profonde; puis, au cinquième ou sixième jour, une éruption de taches rouges, semblables aux taches de la rougeole, se montre sur le tronc et les membres, mais épargne presque toujours la face (c'est là une des différences qui distinguent l'éruption du typhus de l'éruption de la rougeole).

Pendant ce temps, la température continue à être très élevée, et les malades sont presque toujours en proie à un délire plus ou moins bruyant.

Souvent il existe de la constipation.

La durée de l'éruption est de trois ou quatre jours, puis les taches pâlissent, s'effacent peu à peu, et l'épiderme se détache par petites lamelles comme dans la rougeole. (*Desquamation furfuracée.*)

Vers le douzième ou le quatorzième jour après le début de la maladie, la fièvre cesse; la chute de la température se produit presque toujours d'une façon assez soudaine; dans l'espace de douze heures la défervescence peut être complète.

Le pronostic du typhus est très variable : lorsque la maladie frappe des individus débilités, soignés dans des hôpitaux encombrés, mal aérés, la mortalité peut être de 50 pour 100; si, au contraire, les malades sont placés dans de bonne conditions hygiéniques, elle peut ne pas dépasser le chiffre de 12 ou 14 pour 100.

En ce qui concerne le traitement, j'insisterai surtout sur la nécessité qu'il y a d'isoler les typhiques, c'est la seule façon d'enrayer, dans la mesure du possible, la propagation de l'épidémie. Les vêtements des malades seront détruits ou très soigneusement désinfectés; car, ils peuvent, si l'on omet de prendre ces précautions, servir à transmettre la contagion.

Fièvre typhoïde. — Si le typhus est rare en France, la fièvre typhoïde est assez fréquente; elle règne chez nous à l'état *endémique;* on peut dire qu'il n'y a pas de grande ville où l'on ne puisse, à toute époque de l'année, observer *un* ou *plusieurs* cas de fièvre typhoïde; en outre, sous l'influence de causes variables, de travaux de terrassement par exemple, on voit parfois la maladie revêtir le caractère *épidémique,* il est donc absolument nécessaire que vous connaissiez bien cette affection, afin d'être capables, le cas échéant, de remplir convenablement votre rôle d'ambulancières.

La fièvre typhoïde que les médecins désignent encore sous le nom de *Dothiénentérie,* s'observe dans tous les pays et en toute saison, mais elle paraît cependant avoir une certaine prédilection pour les régions tempérées et pour l'automne; elle est rare et en général peu grave chez les petits enfants, elle est tout à fait exceptionnelle chez les vieillards, elle sévit principalement sur les adultes de 15 à 35 ans; sur les jeunes gens qui abandonnent la campagne pour venir habiter les grandes villes; sur les jeunes soldats.

La dothiénentérie est contagieuse; le poison typhique, de l'avis de la grande majorité des médecins, se trouve *exclusivement* dans les garde-robes des malades « et il suffit » qu'une très faible quantité de ce poison pollue les eaux » potables pour transmettre l'affection à tous ceux qui viendront à boire des eaux ainsi souillées » (1).

(1) Dujardin-Beaumetz.

Outre la pénétration du microbe dans l'économie, un certain nombre de causes adjuvantes favorisent encore l'éclosion de la fièvre typhoïde : par exemple, des privations, une mauvaise hygiène, les chagrins, les excès, etc.

L'invasion de la maladie est lente; elle est précédée presque toujours d'une période dite *Prodromique*, pendant laquelle le malade n'a pas de fièvre encore, mais se plaint déjà de lassitude, d'abattement, d'inappétence, de bourdonnements d'oreilles, etc.

A la fin de cette période, la fièvre apparait, elle n'atteint pas d'emblée son maximum, elle s'élève de jour en jour, progressivement. (*Stade des oscillations ascendantes.*) Les symptômes de la période *prodromique*, s'accentuent, s'aggravent, l'appétit a complètement disparu, la langue est sale, pâteuse, la diarrhée s'établit, le malade ne peut se tenir debout, il a des vertiges.

Vers le cinquième ou sixième jour la fièvre n'augmente plus guère; pendant une période parfois très longue elle se maintient à un degré élevé, avec une légère rémission matinale. (*Période d'état ou des oscillations stationnaires.*) Le malade, dans une stupeur profonde, répond à peine aux questions qu'on lui adresse, en proie à un délire tranquille, il reste couché sur le dos et comme aplati dans son lit; les narines sont pulvérulentes; la langue sèche est recouverte, de même que les dents et les lèvres, de produits noirâtres que l'on désigne sous le nom de *fuliginosités*. La diarrhée est souvent très abondante, le ventre ballonné et si l'on déprime avec la main la fosse iliaque droite, on détermine un gargouillement et une douleur assez vive.

Le pouls est rapide (90 — 100 — 120 pulsations par minute).

Vers le neuvième jour de la maladie, c'est-à-dire au début de la période d'état, apparait sur le ventre et à la base de la poitrine, une éruption de petites *taches rosées*, grandes comme des lentilles (*Taches rosées lenticulaires*); en général peu nombreuses, ces taches s'effacent et disparaissont au bout de quatre ou cinq jours; leur existence permet, dans les cas jusque là douteux, de préciser le diagnostic.

Si la terminaison doit être favorable, la fièvre commence à diminuer du vingtième au trentième jour, parfois beaucoup plus tard; de même qu'elle s'était élevée progressivement, la température s'abaisse graduellement. *(Stade des oscillations descendantes.)* Les différents symptômes s'atténuent et disparaissent peu à peu.

Les complications qui menacent l'individu atteint de fièvre typhoïde sont extrêmement nombreuses; les principales sont: les bronchites, les pneumonies, les broncho-pneumonies, les gangrènes de la peau (*eschares*), les hémorrhagies intestinales, les perforations intestinales qui déterminent une péritonite presque toujours mortelle. Pendant la convalescence on a observé des morts subites attribuées à une dégénérescence du cœur. J'ajouterai enfin que chez certaines personnes l'intelligence reste pendant longtemps, après la guérison de la fièvre, troublée, affaiblie, paresseuse.

Je passerai sous silence le traitement pharmaceutique qui n'appartient qu'au médecin et j'insisterai seulement sur les soins hygiéniques : Le malade sera placé dans une chambre bien aérée, le lit installé de façon que l'on puisse facilement donner au typhique les soins dont il a besoin. Vous veillerez à ce qu'il ne soit pas toujours couché à plat, sur le dos; vous lui maintiendrez les épaules légèrement élevées, et vous le placerez tantôt sur le côté droit, tantôt sur le côté gauche, de manière à éviter que le poids du corps pèse toujours sur les mêmes points; en agissant ainsi vous empêcherez, ou tout au moins vous retarderez, la production des eschares de la peau. Si malgré vos soins certaines régions menacent de s'entamer, vous les saupoudrerez abondamment avec de la poudre d'amidon ou de la poudre de riz, vous pourrez également placer le malade sur un matelas d'eau.

Le typhique sera tenu aussi proprement que possible. Vous pratiquerez sur toute la surface du corps des lotions à l'eau tiède ou même froide; ces lotions seront faites deux fois par jour, parfois plus souvent encore, et suivies de frictions. Vous nettoierez soigneusement la langue, les dents et les lèvres pour les débarrasser des fuliginosités que je vous ai signalées, pour cela vous devrez employer l'eau de Vichy ou l'eau de Vals.

Dans le cas d'hémorrhagie intestinale, vous pourrez appliquer de la glace sur le ventre et faire prendre au malade quelques gouttes de perchlorure de fer dans un peu d'eau.

L'alimentation sera exclusivement liquide (lait — bouillon — boissons toniques). Pendant la convalescence, lorsque le malade n'aura plus de fièvre et qu'il sera, en apparence du moins, hors de danger, vous ne donnerez pas d'aliments solides sans l'autorisation du médecin; *c'est là une loi que vous ne devrez jamais enfreindre sous aucun prétexte;* si en effet, vous vous laissez attendrir par les supplications du convalescent qui a faim, si vous lui donnez trop tôt une alimentation solide, vous pourrez être la cause involontaire d'une rechute qui peut être se terminera par la mort.

Est-il nécessaire de dire que pendant toute la durée de la fièvre vous devrez prendre la température le matin et le soir?

Fièvres intermittentes. — Je vous ai décrit les maladies épidémiques les plus fréquentes, il me reste maintenant à vous parler d'une affection *endémique* fréquemment observée en France et que l'on appelle la *Fièvre intermittente*. Cette fièvre se montre dans les contrées marécageuses, elle porte le qualificatif *d'intermittente* parce qu'elle est caractérisée par des accès plus ou moins rapprochés et dans l'intervalle desquels la santé des malades est en apparence satisfaisante.

Les accès peuvent survenir tous les jours, tous les deux jours ou tous les trois jours seulement.

Chaque accès se compose de trois périodes ou *stades*.

1° Stade de froid ou de frisson.

2° Stade de chaleur.

3° Stade de sueur.

Le *stade de frisson* peut être précédé de quelques phénomènes précurseurs, mais en général il débute brusquement; le malade se plaint d'un froid intense, claque des dents, est saisi d'un tremblement qui peut être assez violent pour se communiquer au lit; la peau présente cet aspect particulier auquel on donne le nom de chair de poule; le visage est pâle, les yeux excavés, le nez aminci, la voix cassée, le pouls petit, les urines incolores; chose étrange, malgré ce grand frisson, un thermomètre placé dans l'aisselle dénote une élévation de température assez considérable (39°, 40°).

La durée *moyenne* de ce premier stade est d'une heure.

Stade de chaleur. — Le froid alterne avec des bouffées de chaleur; cette chaleur s'établit peu à peu, remplace le frisson et devient bientôt véritablement gênante; le malade se découvre, cherche la fraîcheur, le visage se colore, la respiration s'accélère; parfois survient du délire; le pouls est plus ferme.

Ce stade dure deux heures environ, puis est remplacé par le :

Stade de sueur — La peau devient moite, la fièvre diminue, des sueurs apparaissent, souvent très abondantes, puis le malade s'endort et lorsqu'il se réveille l'accès est terminé ne laissant après lui qu'un peu de fatigue.

Fièvre pernicieuse. — Telle est la fièvre intermittente franche, mais il est une autre variété que l'on appelle : *Fièvre intermittente pernicieuse,* qui doit son nom à l'extrême gravité qu'elle présente; elle détermine en effet dans l'organisme une perturbation si grande qu'elle met la vie en danger en quelques jours ou même en quelques heures, et que si le malade a le bonheur d'échapper au premier accès, il est presque toujours emporté par le second ou le troisième, à moins que le médecin n'intervienne par une énergique médication.

La gravité de la *Fièvre pernicieuse* provient : soit de

l'exagération d'un symptôme habituel (exagération du frisson, exagération des sueurs), soit de l'apparition de symptômes nouveaux (vomissements et diarrhée simulant une attaque de choléra — convulsions — syncopes, etc.).

Fièvres larvées. — Enfin on nomme *fièvres larvées*, des fièvres intermittentes souvent très difficiles à reconnaître parce qu'elles se cachent, parce qu'elles se masquent pour ainsi dire sous l'apparence d'une autre maladie (névralgies — toux — migraines — urticaire — etc..., survenant à des intervalles plus ou moins réguliers).

Traitement. — Le médicament par excellence des fièvres intermittentes : c'est le quinquina et les sels qui en proviennent, le *sulfate de quinine en particulier*.

Le sulfate de quinine peut être donné en poudre, enfermé dans des cachets, en potion, en pilules.

Pris par la voie stomacale, il détermine chez certaines personnes des crampes d'estomac, des troubles digestifs; on peut pour éviter ces inconvénients le donner en lavements.

Enfin dans les fièvres pernicieuses lorsqu'il faut agir rapidement, sans perdre une minute, ou bien lorsque le malade est privé de connaissance, on doit administrer le sulfate de quinine en injections sous-cutanées. Le médecin fait préparer une solution titrée, et l'injection se pratique de la même façon que les injections de morphine.

5me CONFÉRENCE

CONVULSIONS — MÉNINGITE TUBERCULEUSE

Mesdames,

Dans cette conférence, nous étudierons quelques affections du système nerveux, et tout d'abord un symptôme très fréquent et très effrayant qui se montre dans un grand nombre de maladies et que l'on désigne sous le nom de *convulsions*.

Définition. — Les *convulsions*, en effet, ne constituent pas par elles-mêmes une maladie, mais elles se montrent comme complication ou comme symptôme dans une foule d'affections différentes; elles sont caractérisées par un trouble de la contraction musculaire, par une perversion de la motilité, qui engendre des secousses, ou plutôt des mouvements incoordonnés, soit dans les membres, le tronc et la face (convulsions générales), soit dans une certaine région seulement (convulsions locales).

Lorsque les convulsions frappent les muscles des organes internes, on leur donne le nom de spasmes; ainsi on dit : spasmes de l'estomac, spasmes de l'œsophage.

Début. — Le début est presque toujours soudain; quelquefois un membre est seul atteint tout d'abord, puis rapidement les secousses se généralisent; les bras, les jambes et le tronc sont le siège des mouvements désordonnés; la face est grimaçante; les globes oculaires roulent en tous sens dans les orbites; souvent violemment portés en haut, ils ne laissent plus à découvert que le blanc de l'œil; la langue peut être projetée entre les arcades dentaires et déchirée, coupée, par la contraction des mâchoires; le malade écume, il est pâle; très souvent les doigts sont fortement serrés sur le pouce renfermé dans l'intérieur de la main.

Tel est le spectacle d'une attaque convulsive; j'ajouterai que dans quelques cas, au lieu de produire ces grands mouvements incoordonnés, les convulsions impriment à la région atteinte une roideur continue, une rigidité immuable (c'est ce qui s'observe dans le tétanos).

Durée. — L'attaque dure en général de une à trois minutes, rarement plus; si elle avait une durée plus longue, elle amènerait presque à coup sûr la mort par asphyxie à cause de la gêne de la respiration produite par les contractions convulsives des muscles respirateurs. Le calme se rétablit peu à peu, les secousses disparaissent laissant à leur suite, outre une grande fatigue physique, une torpeur intellectuelle qui persiste pendant un temps plus ou moins long.

Le retour des accès est entièrement subordonné à la cause qui les produit; les convulsions qui, chez les enfants, accompagnent le début d'une fièvre éruptive ou d'une pneumonie, cessent assez vite pour ne plus revenir; dans d'autres maladies, dans l'épilepsie par exemple, elles peuvent n'être séparées que par des intervalles extrêmement courts.

Complications. — La violence des mouvements peut occasionner des accidents graves : tels que des fractures, des ruptures musculaires, des hémorrhagies, des contusions multiples, enfin l'asphyxie et la mort.

Comme conséquence éloignée, je dois vous signaler l'affaiblissement des facultés intellectuelles qui se montre toujours chez les vieux épileptiques.

Causes. — Les causes des convulsions sont très nombreuses : je vous citerai parmi les plus fréquentes :

Chez l'enfant : le début de presque toutes les maladies fébriles; certaines maladies des centres nerveux et en particulier la méningite; puis le travail de la dentition, la présence de vers intestinaux, une simple indigestion, une peur, une chaleur trop forte.

Chez l'adulte : les maladies des centres nerveux : l'épilepsie, l'hystérie: les tumeurs cérébrales; le surmenage intellectuel; l'alcoolisme, l'absinthisme; l'empoisonnement par certaines substances, telles que : la strychnine, le plomb.

Enfin chez la femme, il faut ajouter à cette liste : la grossesse et la lactation. Cette énumération est évidemment incomplète; j'ai signalé seulement les causes les plus fréquentes.

Je n'ai pas à vous parler du traitement des convulsions, traitement qui varie d'ailleurs avec la nature de la cause : je me contenterai de vous indiquer les soins que vous devez donner au malade pendant l'attaque :

Traitement. — Vous le placerez sur un lit aussi peu élevé que possible, et même à terre sur un simple matelas, de façon à ce qu'il ne puisse se blesser en tombant; vous éloignerez de lui tous les objets auxquels il pourrait se heurter; vous enlèverez tous les vêtements qui peuvent, en le serrant, gêner la respiration. Pour éviter que la langue ne soit blessée par la contraction des mâchoires, il sera bon de placer entre les dents un bouchon de liège ou un tampon de linge; si la température de l'appartement est trop élevée, vous ouvrirez largement les fenêtres pour donner libre accès à l'air frais, car vous ne devez pas oublier qu'une trop grande chaleur peut être la cause d'une attaque convulsive chez un individu prédisposé; vous pourrez encore placer sur la tête des compresses imbibées d'eau fraîche et promener des sinapismes sur les membres inférieurs.

Dans certains cas on a recours pour calmer l'accès, ou pour l'empêcher de se renouveler, aux inhalations de chloroforme; mais c'est là un procédé qui doit être employé par le médecin seulement. Enfin, il est de toute évidence que chez un enfant, si les convulsions sont dues à une simple indigestion, il suffira d'un vomitif pour guérir le petit malade.

Méningite. — J'arrive maintenant à l'étude d'une affection extrêmement grave, la méningite, et en particulier la *méningite tuberculeuse*.

Définition. — La méningite est l'inflammation des méninges : M. le docteur Hamon du Fougeray, dans les conférences qu'il vous a faites sur l'anatomie, vous a dit sans doute que les méninges sont les membranes qui enveloppent le cerveau, je n'ai donc pas à vous en faire la description; je vous rappellerai seulement qu'elles sont au nombre de trois : la dure-mère, membrane fibreuse, résistante; l'arachnoïde, formée d'un tissu filamenteux très ténu, et enfin, au-dessous de l'arachnoïde, en contact immédiat avec la substance cérébrale, la pie-mère, véritable réseau de vaisseaux excessivement fins, membrane nourricière du cerveau.

La méningite est l'inflammation des méninges et en particulier de la pie-mère. Il y a deux sortes de méningites : la méningite aiguë et la méningite tuberculeuse : c'est cette deuxième variété que nous étudierons aujourd'hui.

Méningite tuberculeuse. — Qu'est-ce donc que la *méningite tuberculeuse?* Celles d'entre vous qui ont assisté aux conférences sur les maladies des voies respiratoires, n'ont sans doute pas oublié encore ce que j'ai dit en parlant de la phtisie pulmonaire : je vous ai dit : la phtisie pulmonaire est due à la production et à l'évolution au sein du tissu pulmonaire de granulations tuberculeuses, masses grisâtres, très petites, et j'ai ajouté : la *tuberculose*, c'est-à-dire le développement de ces granulations peut se montrer dans bien d'autres organes que les poumons : dans le péritoine (*péritonite tuberculeuse*), dans le larynx (*laryngite tuberculeuse*), dans les méninges (*méningite tuberculeuse*) ; en un mot, nous n'avons là qu'une seule maladie : *la tuberculose*, qui, variable quant à son siège, varie également dans les symptômes qu'elle détermine, suivant qu'elle atteint tel ou tel organe.

Dans la méningite, les granulations sont placées le long des vaisseaux de la pie-mère, et en examinant attentivement cette membrane on parvient toujours à les apercevoir soit à l'œil nu, soit à l'aide d'un instrument grossissant.

Causes. — Quelles sont les causes de cette grave maladie? En première ligne il faut placer l'hérédité; non pas l'hérédité de la méningite, mais l'hérédité de la *tuberculose;* presque tous les enfants qui sont frappés, ont des parents tuberculeux (père, mère, oncles, etc...) L'hérédité est donc la cause prédisposante principale, mais elle ne suffit pas à elle seule pour provoquer l'éclosion de la maladie, il faut encore le concours de circonstances variées qui sont les causes *occasionnelles;* je citerai au hasard : le travail de la dentition, les chutes, les coups sur la tête, la rougeole, l'exposition prolongée de la tête aux rayons du soleil; toutes ces causes qui déterminent l'afflux du sang vers le cerveau et ses enveloppes sont en quelque sorte le coup de fouet qui va éveiller la maladie jusqu'alors endormie.

C'est surtout entre deux et six ans que la méningite tuberculeuse éclate; elle ne semble pas être influencée par le sexe, elle atteint également garçons et filles; peut-être est elle plus commune pendant la saison chaude que pendant l'hiver.

DÉBUT. — PÉRIODE DE GERMINATION. — Le début de la méningite tuberculeuse est précédé d'une longue période caractérisée par des troubles physiques et intellectuels; les enfants sans êtres malades réellement, maigrissent, perdent l'appétit ou mangent d'une façon capricieuse; le sommeil est troublé par des cauchemars ou des grincements de dents; les maux de tête sont fréquents, il n'y a ni vomissements, ni diarrhée.

Enfin le caractère se modifie, et c'est là un trouble qui échappe rarement à la sollicitude des parents : les enfants étaient gais, ils deviennent tristes, taciturnes; jadis ils recherchaient leurs camarades, ils les évitent maintenant; ils ne parlent pas, et ont l'air parfois de méditer profondément ; ils étaient caressants, ils deviennent irascibles; dans d'autres cas leur sensibilité morale est comme exagérée, ils pleurent pour la plus légère réprimande. La mémoire est moins vive, la paresse remplace l'activité, les enfants oublient ce qu'ils avaient appris, ils cessent de travailler.

Tels sont les principaux signes de cette première période que les médecins appellent période *prodromique* et que M. Bouchut, médecin de l'hôpital des enfants, nomme période de *Germination;* cette expression est caractéristique : la méningite n'est pas encore nettement déclarée, elle *germe*.

Le cortège symptomatique n'est pas toujours aussi complet que celui que je viens de vous décrire, mais il ne manque jamais tout à fait. Il est de la plus grande importance de ne pas laisser passer inaperçu ce prélude de la maladie, car c'est seulement pendant la période de germination que l'on a quelque chance de guérison, plus tard une terminaison funeste est inévitable.

PÉRIODE D'INVASION. — La deuxième période ou période d'invasion s'annonce par quatre symptômes principaux : 1° Fièvre — 2° Vomissements — 3° Constipation — 4° Maux de tête.

La fièvre est presque toujours, modérée au moins pendant les premiers jours (38° à 39°).

Les vomissements sont constants, ils se répètent tous les jours et même plusieurs fois par jour.

La constipation ne manque jamais.

Les maux de tête sont violents, et les enfants trop jeunes pour exprimer par la parole les sensations qu'ils éprouvent, manifestent leurs souffrances en portant souvent leurs mains à leur tête. Le visage est pâle, mais se couvre par instants d'une vive rougeur qui disparaît rapidement; les traits sont contractés, les sourcils froncés, quelquefois il y a des grincements de dents. Les yeux sont douloureusement impressionnés par la lumière; les enfants recherchent l'obscurité. Le ventre se déprime, il est aplati, creusé, comme rentré en lui-même. (*Ventre en bateau.*) L'intelligence se ressent également de l'invasion de la maladie; les enfants sont parfois irritables, parfois au contraire somnolents et abattus. A mesure que la maladie progresse les symptômes se transforment un peu : les vomissements cessent, la constipation disparaît, la fièvre augmente, le pouls est ralenti et irrégulier. Les facultés intellectuelles s'affaiblissent de plus en plus, les malades ne répondent plus aux questions qu'on leur adresse; quelquefois au milieu de cette torpeur profonde on voit survenir des accès convulsifs, la respiration est suspendue, le visage se colore puis pâlit, des secousses violentes agitent les membres. A la suite des convulsions, il n'est pas rare d'observer des paralysies bornées à la face ou à un membre. (*Période de paralysie.*)

Enfin le pouls devient très rapide, la respiration s'accélère puis s'embarrasse, le visage se couvre de sueurs, et la vie s'éteint. La mort peut arriver pendant une convulsion.

La durée de la maladie oscille entre deux ou trois semaines. Quelquefois moins, rarement plus.

PRONOSTIC. — Le pronostic est des plus sombres, car bien que quelques médecins prétendent avoir enregistré des guérisons, la terminaison est presque toujours mortelle; M. Bouchut que je vous ai déjà cité, déclare avoir vu huit cas de guérison chez des enfants traités dès le début de l'affection; malgré cela, je le répète, il n'y a guère d'espoir à conserver.

Traitement. — Cela ne veut pas dire qu'il faille se croiser les bras et abandonner à elle-même la marche de la méningite; on doit s'efforcer de sauver ou tout au moins de soulager le patient; on doit surtout tâcher de prévenir l'éclosion de la maladie chez les individus prédisposés.

Les enfants chétifs, malingres, nés de parents tuberculeux ou scrofuleux seront l'objet de soins tous particuliers : ils seront élevés autant que possible au grand air, à la campagne; les cheveux seront courts, la tête peu couverte et maintenue élevée pendant le sommeil. Les pieds et les jambes seront soigneusement préservés du froid. On évitera de faire travailler trop tôt l'intelligence des enfants; au lieu de chercher, comme c'est l'usage maintenant, à en faire des petites merveilles, des petits phénomènes, on laissera leur esprit se reposer jusqu'à dix ou douze ans, c'est-à-dire jusqu'à l'époque où l'âge dangereux sera passé; on leur donnera une nourriture fortifiante, on développera leurs forces physiques; les toniques, les iodures, l'huile de foie de morue ne seront pas oubliés.

Si la maladie éclate, on luttera encore et on s'efforcera de diminuer les souffrances par une médication appropriée que le médecin formulera : pour calmer les maux de tête vous pourrez appliquer sur le crâne des réfrigérants : compresses imbibées d'eau froide, glace enfermée dans une vessie ou dans un sac en caoutchouc, irrigation continue sur le cuir chevelu (1) ; vous pourrez aussi donner quelques bains de pieds sinapisés.

---

(1) Les réfrigérants exigent que les cheveux soient coupés aussi courts que possible.

FONCTIONS DES AMBULANCIÈRES

6me CONFÉRENCE

MESDAMES,

Je veux consacrer cette dernière séance tout entière à l'étude du rôle des ambulancières; peut-être aurais-je dû réserver pour ce sujet plusieurs leçons; cependant j'espère pouvoir aujourd'hui vous tracer à grands traits un tableau de vos différentes attributions; vous n'êtes plus des profanes en ce qui concerne les sciences médicales, vous possédez des notions d'hygiène, de médecine, de chirurgie, d'anatomie et de physiologie qui vous permettront de comprendre facilement ce que je vais vous dire.

Les fonctions des ambulancières, en effet, ne sont autre chose que la mise en pratique des connaissances que vous avez acquises dans les conférences que nous vous avons faites.

Et d'abord, qu'est-ce qu'une ambulance?

C'est un établissement de secours provisoires où malades et blessés reçoivent les soins les plus urgents; les ambulances suivent les armées en campagne. Par extension, on donne aussi ce nom aux établissements installés par l'administration d'une ville ou par les particuliers, pour suppléer à l'insuffisance des hôpitaux dans les cas où le nombre des malades est très considérable.

Le choix d'un emplacement n'est pas toujours facile; vous rechercherez un endroit sain et bien aéré; vous éviterez de vous établir auprès de marécages ou de certaines usines dont la proximité pourrait devenir une cause d'infection; vous devrez, par contre, vous placer autant que possible dans le voisinage d'une source d'eau abondante et de bonne qualité.

Dans une grande ville, au Mans par exemple, on peut, sans trop de peine, trouver un local (bâtiments abandonnés, édifices publics, couvents, églises, foyer du théâtre, etc.), mais à la campagne on devra souvent se contenter de granges, de remises, ou même d'écuries; enfin il arrivera que ces locaux mêmes feront défaut et alors on installera les ambulances sous des tentes (1). Le local étant trouvé, vous examinerez si l'aération est assurée, si elle vous semble insuffisante, vous ferez pratiquer à la partie supérieure et inférieure des murs des ouvertures qui donneront accès à la lumière et à l'air. Vous devrez aussi, avant de recevoir des malades, assainir l'ambulance par une désinfection rigoureuse. *(Blanchir les murs à la chaux, faire brûler du soufre après avoir hermétiquement fermé toutes les ouvertures.)*

Les lits seront aussi simples que possible (lits en fer), vous n'y mettrez pas de rideaux (les rideaux sont des nids à poussière et à microbes), vous posséderez quelques paravents qui vous seront utiles pour isoler certains malades et pour les protéger contre les refroidissements s'ils occupent un lit situé près d'une porte ou d'une fenêtre. Je n'ai pas besoin de vous dire que vous vous approvisionnerez de draps, de matelas, de couvertures, de traversins, etc..., plusieurs pièces de toile imperméable vous seront nécessaires pour protéger la literie.

Vous devrez aussi avoir une grande quantité de linge à pansement : alèzes, chemises pour blessés, bandages de corps, bandages en T, bandages triangulaires, écharpes, bandes roulées de différentes longueurs et de différentes largeurs, compresses, charpie, ouate. Il vous faudra encore

(1) On a remarqué que pendant la belle saison, en été, les blessures, les opérations guérissent plus facilement sous la tente que dans les hôpitaux.

des attelles en bois, en fil de fer, en carton, des éponges, des épingles, des coussins pour fractures, des gouttières en fil de fer (1), des bassins, des brocs, des seaux, des cuvettes, des veilleuses, des baignoires, des crachoirs, etc...

Il sera bon également que chaque ambulancière ait à sa disposition quelques médicaments très usités : solution d'acide phénique, alcool camphré, perchlorure de fer, éther, etc... Grâce à la possession de cette pharmacie élémentaire, il vous sera possible de faire un premier pansement.

Les lits *numérotés* seront rangés autour de la salle, la tête du côté du mur, entre chaque lit vous laisserez un espace de 0,70 à 0,80 centimètres ; si vos ressources vous le permettent, vous placerez à côté de chaque lit une table de nuit qui servira au malade à poser son crachoir et les différentes bouteilles contenant les potions qui lui seront ordonnées.

L'ambulance étant installée, quel va être le rôle de l'ambulancière ?

Ce rôle, Mesdames, est des plus importants : pendant l'absence du médecin, c'est l'ambulancière qui doit surveiller la salle, diriger le service et parer aux incidents qui peuvent se produire.

Prenons un exemple : on apporte un blessé, l'ambulancière est là pour le recevoir ; elle désigne le lit qu'il doit occuper, elle voit si les infirmiers qui transportent ce blessé et lui enlèvent ses vêtements s'acquittent de leur tâche avec l'adresse et la douceur convenables, elle les dirige et au besoin elle les aide; ensuite, elle s'efforce de se rendre compte de la gravité plus ou moins grande du cas; s'agit-il d'une blessure qui met la vie en danger ? Elle prévient immé-

(1) Les gouttières sont des appareils en fil métallique; employées surtout pour maintenir les fractures, elles ont l'avantage de laisser à découvert la partie antérieure du membre fracturé ou blessé et de permettre ainsi la surveillance de la partie malade. — On les garnit avec une épaisse couche d'ouate.

diatement le chirurgien ; si, au contraire, il n'y a pas un péril imminent, si la plaie est légère, elle fait un pansement provisoire qui permet d'attendre la visite ; il est inutile, dans les cas peu graves, de déranger les médecins ou les chirurgiens occupés ailleurs.

Indépendamment des soins à donner au blessé, elle doit veiller à ce que les vêtements du nouvel arrivant ne disparaissent pas ; habituellement, à chaque lit est attachée une pancarte sur laquelle on inscrit le nom, le prénom, l'âge du malade, la date de son admission, son grade, le régiment auquel il appartient ; l'ambulancière, après avoir fait un paquet des vêtements, y attachera une fiche portant les mêmes indications ; de cette façon, rien ne sera plus facile, après la guérison, que de retrouver ces vêtements.

Telle est la conduite que vous aurez à tenir, mais ce n'est pas tout ; lorsqu'il n'y a pas d'entrant, de multiples occupations vous réclament encore ; vous vous occupez des malades en traitement, vous notez les phénomènes insolites qui surviennent, vous prenez les températures, de façon à pouvoir le lendemain matin à la visite, fournir au chef du service tous les renseignements dont il a besoin.

Avant cette visite qui a lieu chaque jour, le matin, vous aurez soin de mettre la salle en ordre, vous ferez placer à l'avance, dans une boîte spécialement destinée à cet usage, un certain nombre de compresses, de bandes, d'éponges, du cérat, des solutions désinfectantes, du sparadrap, des épingles, de l'ouate, etc... Cette boîte sera portée par un infirmier qui suivra la visite ; vous aurez ainsi sous la main les objets et les substances les plus nécessaires et vous ne serez pas obligées de courir lorsqu'on vous les demandera.

Vous accompagnerez de lit en lit le chef de service, *et vous tiendrez le cahier de visite.*

Il y a deux cahiers de visite, l'un pour les jours pairs, l'autre pour les jours impairs ; le médecin a en main le cahier de la veille sur lequel sont inscrites les prescriptions qu'il a formulées, s'il juge utile de modifier le traitement, il vous indique les changements et vous les inscrivez sur le cahier du jour.

Lorsque la visite sera terminée vous aurez à faire les pansements faciles, les pansements simples. Vous aurez également à vous occuper de la distribution des médicaments et des aliments. Vous apporterez le plus grand soin à la surveillance de cette distribution afin que chaque malade reçoive bien ce qui lui est dû et afin surtout d'éviter les erreurs dans la distribution des médicaments, erreurs qui pourraient avoir, vous le comprenez sans peine, les conséquences les plus funestes; c'est vous enfin qui devrez indiquer au malade de quelle façon il doit prendre ses potions (cuillerée à soupe ou à café, toutes les heures ou toutes les deux heures, etc.).

J'arrive maintenant à la partie la plus importante de votre rôle : vous vous appliquerez à faire régner dans votre salle, L'ANTISEPSIE la plus grande. Permettez-moi, mesdames, d'insister un peu sur cette antisepsie : On désigne par ce mot l'ensemble des moyens que l'on emploie actuellement pour empêcher les germes atmosphériques, les microbes, d'envahir une salle d'hôpital ou simplement la plaie d'un blessé : En d'autres termes l'antisepsie c'est la désinfection de la salle, des plaies, des vêtements, des instruments, du personnel hospitalier lui-même. Ce sont en effet les corpuscules, les germes en suspension dans l'air qui causent tout le mal, c'est à l'envahissement de l'organisme par ces infiniments petits que sont dues ces complications redoutables qui tuaient jadis tant d'opérés et qu'on appelle : l'érysipèle, le septicémie, l'infection purulente, la pourriture d'hôpital, etc.

Il n'y a pas très longtemps que l'on connait cette action redoutable des microbes; lors de la fatale guerre de 1870-1871, on ne prenait aucune précaution antiseptique, aussi les résultats étaient-ils déplorables : Je vous citerai un exemple que M. Alphonse Guérin, chirurgien honoraire de l'Hôtel-Dieu et ancien président de l'Académie de Médecine, a cité lui-même dans une conférence faite à l'Association des Dames françaises à Paris : En 1870, un chirurgien habile, instruit, expérimenté, Nélaton, dirigeait au Grand-Hôtel une ambulance fort bien installée pour l'époque, 70 malades y furent opérés. — Savez-vous combien guérirent? — Pas un seul. Cela tenait évidemment non pas à l'insuffisance du chirurgien, mais à l'absence de l'antisepsie qui n'était pas encore connue (1).

Examinons donc rapidement ce que vous aurez à faire pour pratiquer convenablement cette antisepsie indispensable? Je vous ai signalé déjà le nettoyage et la désinfection du local avant l'arrivée des malades, mais lorsque les salles seront remplies quelles précautions prendrez-vous?

1° D'abord pendant la journée vous ne laisserez séjourner dans les salles que les fiévreux, les grands blessés, en un mot que les malades alités, les autres vivront au dehors, dans les cours et ne rentreront qu'au moment des repas, de la visite et du coucher.

2° Les convalescents seront immédiatement renvoyés soit dans leur famille, soit à leur régiment.

3° Vous isolerez autant que possible les malades qui auront subi des opérations graves, ou ceux qui seront atteints d'une affection contagieuse.

4° Vous surveillerez la ventilation; vous ferez dans la salle plusieurs fois par jour des pulvérisations d'eau *phéniquée*, à l'aide d'appareils spéciaux. (*Pulvérisateurs à vapeur.*)

5° La propreté la plus minutieuse est nécessaire; les draps, les oreillers, les couvertures, etc., seront remplacés dès qu'ils auront été souillés.

---

(1) Avant l'emploi des pansements antiseptiques la mortalité était effrayante dans les services de chirurgie de Paris, depuis qu'on y a recours, on pratique dans les hôpitaux les opérations les plus redoutables, et on les pratique avec succès.

6° Les pansements salis seront immédiatement enlevés, détruits, s'ils ne doivent plus servir; dans le cas contraire, ils seront plongés dans une solution désinfectante, jamais ils ne devront rester dans la salle.

7° Les instruments qui auront servi à une opération seront lavés et désinfectés avec le plus grand soin.

8° Les éponges après avoir été lavées, ne seront pas renfermées dans des boites ou des armoires, mais placées dans de grands bocaux remplis d'une solution antiseptique, c'est là qu'on les prendra lorsqu'on en aura besoin.

9° Vous aurez sous vos ordres un personnel d'infirmiers ou d'infirmières qui peut-être ne comprendront pas très bien l'importance de toutes ces pratiques. Vous devrez surveiller la désinfection de ce personnel même. Si vous assistez à la visite dans un service de chirurgie convenablement tenu, vous verrez que jamais, ni le chef de service ni les étudiants, internes ou externes qui l'accompagnent, ne touchent à une plaie, ne pratiquent une opération, sans avoir au préalable désinfecté leurs mains et leurs instruments en les plongeant dans de l'eau phéniquée. Vous n'hésiterez pas, mesdames, à suivre cet exemple, et vous le ferez suivre aussi à vos infirmiers; c'est en agissant ainsi que vous deviendrez des ambulancières modèles, et que vous seconderez utilement médecins et chirurgiens dans la lutte qu'ils soutiennent contre la maladie et la mort.

Enfin pour prendre part à cette lutte, il faut des armes, c'est-à-dire des instruments. Voici l'énumération des instruments que doit contenir la trousse d'une ambulancière : une paire de ciseaux, un rasoir, une spatule, un stylet, une pince à pansement, une pince à artères.

Il me resterait encore à vous dire quelques mots du rôle moral; mais que puis-je vous dire que vous ne sachiez aussi bien que moi?

Une ambulancière doit avoir de la douceur, de la patience, du courage, vous possédez toutes ces qualités, j'en suis persuadé, je n'insisterai donc pas; mais il est un devoir sur lequel je veux attirer votre attention : l'obéissance au médecin ou au chirurgien qui dirigera le service auquel vous serez attachées; vous devrez exécuter toutes ses prescriptions avec une ponctualité très grande, et ne jamais y apporter aucune modification sous aucun prétexte.

En terminant j'ajouterai que dans une ambulance toutes les bonnes volontés peuvent trouver leur emploi; celles d'entre vous qui n'auraient pas l'énergie nécessaire pour panser des blessés et assister aux opérations, se chargeront des services accessoires (cuisine, lingerie, buanderie, etc.). Elles ne seront pas moins utiles que leurs compagnes, et comme elles, concourront au bien-être et à la guérison des malades (1).

Dr Paul HERVÉ.

---

(1) Cette étude du rôle des ambulancières n'est évidemment qu'ébauchée, je me réserve de la compléter dans les conférences prochaines.

ARTICLES DE LA CONVENTION DE GENÈVE

CONCERNANT LE

PERSONNEL MÉDICAL DES HOPITAUX & DES AMBULANCES (1)

ARTICLE PREMIER. — Les ambulances et les hôpitaux militaires seront reconnus neutres et comme tels protégés et respectés par les belligérants, aussi longtemps qu'il s'y trouvera des malades et des blessés.

ART. 2. — Le personnel des hôpitaux et des ambulances comprenant les services de santé, d'administration, de transports des blessés, ainsi que les aumôniers, participera au bénéfice de la neutralité lorsqu'il fonctionnera et tant qu'il restera des blessés à relever et à secourir.

ART. 5. — Les habitants du pays qui porteront secours aux blessés seront respectés et demeureront libres..... Tout blessé recueilli et soigné dans une maison y servira de sauve-garde. L'habitant qui aura recueilli chez lui des blessés sera dispensé du logement des troupes, ainsi que d'une partie des contributions de guerre qui seront imposées.

ART. 7. — Un drapeau distinctif et uniforme sera adopté pour les hôpitaux et ambulances, il devra être, en toute circonstance, accompagné du drapeau national.

Un brassard sera également admis pour le personnel neutralisé. Mais la délivrance en sera laissée à l'autorité militaire. Les drapeaux et brassards porteront croix rouge sur fond blanc.

J'ai cru qu'il n'était pas sans intérêt de vous faire connaître les articles relatifs au personnel médical des ambulances. (Dr HERVÉ.)

---

(1) Une convention internationale, concernant les soldats blessés sur le champ de bataille, fut signée à Genève, le 24 août 1864, par les représentants de la France, de l'Espagne, de la Belgique, du Danemark, des Pays-Bas, de la Prusse, de la Suisse, de l'Italie, du Portugal.

Depuis cette époque, l'Autriche, la Russie, la Suède, la Turquie, la Perse, les États-Unis ont adhéré à cette convention.

Le Mans. — Imp. E. Lebrault, 4, rue Auvray. — 31078

www.ingramcontent.com/pod-product-compliance
Ingram Content Group UK Ltd.
Pitfield, Milton Keynes, MK11 3LW, UK
UKHW020244250726
13967UKWH00004B/1517

9 782013 040976